Die Landmasse ist limitiert, die Ozeane sind überfischt. Der Klimawandel hat schwerwiegende Auswirkungen auf die Nahrungsmittelproduktion. Wir müssen uns ernsthafte Gedanken darüber machen, was wir essen und wie wir es produzieren. Während die Menschen in weniger entwickelten Ländern vielfältige Nahrungsquellen nutzen, unter anderem auch verschiedenste Arten von Insekten, beschränken sie sich in den Industrienationen auf die «westliche Diät»: eine energiereiche, jedoch nährstoffarme Kost, die eher den Gesetzmäßigkeiten des Marktes und der Wirtschaft folgt als biologischen oder ökologischen Prinzipien. Seit 2018 ist der Verkauf von Insekten auch in der EU geregelt. Mittlerweile halten mit ihnen hergestellte Nahrungsmittel auch Einzug in unsere Supermärkte. Ihr Verzehr leistet einen wichtigen Beitrag dazu, den Einfluss von Nahrung auf unsere Umwelt zu verbessern. Das Einzige, was uns im Weg steht, ist die Art und Weise, wie wir Insekten wahrnehmen.

Florian J. Schweigert ist Ernährungswissenschaftler und Veterinärmediziner. Er ist Professor für Physiologie und Pathophysiologie der Ernährung an der Universität Potsdam.

Florian J. Schweigert

Insekten essen

Gebrauchsanweisung für ein
Nahrungsmittel der Zukunft

C.H.Beck

Meiner lieben Frau und
unseren vier wundervollen Kindern

Mit 10 Abbildungen und 2 Tabellen

Originalausgabe
© Verlag C.H.Beck oHG, München 2020
www.chbeck.de
Umschlaggestaltung und Composing: Kunst oder Reklame,
München
Satz: C.H.Beck.Media.Solutions, Nördlingen
Druck und Bindung: Druckerei C.H.Beck, Nördlingen
Printed in Germany
ISBN 978 3 406 75645 0

myclimate
klimaneutral produziert
www.chbeck.de/nachhaltig

Inhalt

Vorwort

Meine Mutter war der festen Überzeugung, dass Dreck das Immunsystem stimuliert, und so stopfte ich mir als kleines Kind in unserem Garten unter ihren wohlwollenden Blicken auch einmal Gras oder einen Klumpen Erdreich in den Mund. Dabei mag ich wohl auch das eine oder andere Insekt – in welchem Stadium der Morphose auch immer – zu mir genommen haben. Meine erste *bewusste* Begegnung mit Insekten als Nahrungsmittel ereignete sich im Zusammenhang mit einer Mutprobe. An einem an unserem Haus vorbeiführenden Wasserkanal hatte unsere Kinderclique – zwölf- bis vierzehnjährige Jungens und Mädchen – ein Lager errichtet. Hier hielten wir Rat über Mutproben ab. An eine dieser Mutproben erinnere ich mich noch gut. Einer der Jungen, René, brachte eines Tages Mehlwürmer mit. Gott weiß, woher die kamen, aber als fantasievolle Gruppe überlegten wir, wie wir sie zubereiten könnten und wer sie essen sollte. Schnell kam einer auf die Idee, dass sie sich gut für eine Mutprobe für einen der Jüngsten eigneten, und ich wurde als Opfer auserkoren. Von einer der umliegenden Baustellen, auf denen wir uns verbotenerweise gern herumtrieben, wurde eine alte leere Sardinendose organisiert, um die Mehlwürmer darin über einem kleinen Lagerfeuer zu kochen. Zwar wurde die Dose vorher im Wasser des Kanals ausgewaschen, dennoch verlieh sie dem Mahl eine leichte Fischnote. Alles in allem kein Genuss, wie ich Ihnen verraten kann; von dem wohl ein Dutzend Würmern schaffte ich vielleicht die Hälfte, und mein Bedarf, Insekten zu essen, in welcher Form auch immer, war erst einmal auf Jahre hinaus gedeckt. Mit dieser Erfahrung bin ich vermutlich nicht allein, nicht nur in meiner Generation, denn auch heute sind solche Mutproben noch üblich. Und vielen wird es nicht nach einer Wiederholung verlangen. Dabei sind zahlreiche Insekten, richtig zubereitet, eine regelrechte Delikatesse.

Insekten zu essen ist nicht so abwegig, wie viele bei uns denken mögen. Sie sind in etlichen Regionen der Welt sogar ein wesentlicher und regelmäßiger Bestandteil der Ernährung – nicht aus der Not heraus, sondern weil sie schmecken: Viele Menschen auf dieser Welt essen sie gern und aus freien Stücken. Außerdem haben sie einen hohen Proteingehalt und liefern gehaltvolle Nahrung. Und das bei niedrigen Umweltkosten.

All dies ist bei uns weitestgehend unbekannt, und mit diesem Buch will ich einen Beitrag dazu leisten, über die Chancen und Vorzüge des alltäglichen Insektenverzehrs aufzuklären.

Florian Schweigert
Frühjahr 2020

Einleitung

Die Landmasse ist limitiert, und die Ozeane sind überfischt. Der Klimawandel und der damit im Zusammenhang stehende Wassermangel haben schwerwiegende Auswirkungen auf die Nahrungsmittelproduktion. Schon heute können bereits eine Milliarde Menschen nicht ausreichend ernährt werden und müssen hungern – ungeachtet der Deklaration der Menschenrechte der Vereinten Nationen, die bereits im Jahr 1948 in Artikel 25 Nahrung als primäres Recht aller Menschen verankerte.

Wir – damit meine ich die Menschheit insgesamt – müssen uns ernsthafte Gedanken darüber machen, was wir essen und wie wir es produzieren. Es reicht nicht mehr, die Effizienz zu steigern oder Nahrungsmittelabfälle zu vermindern. Wir müssen neue Wege finden. Grundsätzlich stehen der Gattung Mensch höchst vielfältige Quellen aus dem Tier- und Pflanzenreich zur Verfügung, um den Energie- und Nährstoffbedarf zu decken. Während die Menschen in weniger entwickelten Ländern viele dieser Nahrungsquellen nutzen, unter anderem auch verschiedenste Arten von Insekten, beschränken sie sich in den Industrienationen auf die «westliche Diät»: eine energiereiche, jedoch nährstoffarme Kost, die eher den Gesetzmäßigkeiten des Marktes und der Wirtschaft folgt als biologischen oder ökologischen Prinzipien und die zu einem Verlust an Vielfalt führte. Dieser Trend erreicht infolge der Globalisierung auch die Schwellen- und Entwicklungsländer, wo die Veränderung der Ernährungsmuster nun bereits ebenfalls erste negative Auswirkungen auf die allgemeine Gesundheit zeitigt.

Entomophagie, der Verzehr von Insekten, ist nicht die Lösung aller Probleme, sie ist «nur» eine Teillösung – allerdings eine gewichtige. Sie kann einen bedeutenden Beitrag dazu leisten, die zahlreichen Herausforderungen zu meistern, die im Zusammenhang mit dem Einfluss von Nahrung auf unsere Umwelt stehen. Das Einzige, was uns im Weg steht, ist die Art und Weise, wie wir Insekten wahrnehmen.

Der Begriff «Entomophagie» leitet sich von den griechischen Worten *entomos* (Insekt) und *phagein* (essen) ab. Häufig wird stattdessen auch der Begriff «Insektivorie» verwendet. Es besteht aber ein wichtiger Unterschied in der Bedeutung: Insektivorie bezeichnet in der Biologie eine Ernährungsweise, die ausschließlich oder ganz wesentlich auf Insekten fußt, wie es bei Igeln oder Maulwürfen der Fall ist, und ist damit vergleichbar mit der Bezeichnung Carnivorie und Herbivorie für eine vor allem auf Fleisch beziehungsweise auf Pflanzen basierende Ernährung.

Entomophagie ist seit Jahrtausenden bekannt. In Asien, Afrika, Australien und Lateinamerika essen über zwei Milliarden Menschen Käfer, Raupen, Bienen, Wespen oder Ameisen. Nicht nur sind Insekten – insbesondere in Entwicklungsländern – eine wichtige Ergänzung zu den kohlenhydratreichen, aber proteinarmen Grundnahrungsmitteln wie Reis, Getreide, Kartoffeln oder Maniok, manche von ihnen gelten als wahre Delikatesse.

Jahre nach meinem fischigen Mehlwurmmahl aus Kindertagen führte mich eine Summer School der Universität Potsdam zu dem Thema, wie wir in 50 Jahren die Welt mit Proteinen und Nährstoffen versorgen werden können, nach Vietnam. Bei einer Veranstaltung an der Universität von

Thai Nguyen nördlich von Hanoi waren auch Insekten als Nahrung der Zukunft ein wichtiger Diskussionspunkt. Unser Gastgeber dort lud mein Team und mich für den nächsten Tag zu einem Ausflug an einen malerischen See in der Nähe von Thai Nguyen ein. Zu unserer Überraschung brachte er am nächsten Morgen seine beiden Kinder, sechs und zwölf Jahre alt, mit. Der Grund dafür sei, so erklärte er uns, das Restaurant, in dem wir mittags einkehren würden, was er ihnen bislang aber nicht verraten habe. Als er den beiden daraufhin sagte, wohin wir zum Essen gehen würden, brach bei den Kindern unbändige Freude aus. Ich verstand zwar nichts von dem, was da in der mir fremden Sprache gesprochen wurde, war mir aber sicher, dass nicht der Name McDonald's gefallen war. Ich fragte nach und erfuhr, dass wir in einem sehr traditionellen Restaurant einkehren würden, in dem es neben klassischen regionalen Speisen eine hervorragende Auswahl an Käfern und Raupen verschiedenster Art gab. Das weckte mein Interesse als Ernährungswissenschaftler, und ich war neugierig und sehr gespannt, was mich wohl erwartete.

Das Restaurant zog sich über einige hundert Meter am Seeufer entlang. Einfache Tische und Bänke, offene Küchen an mehreren Stellen, das war's. Kein Schnickschnack, kein Chichi. Wir setzten uns und überließen unserem Gastgeber voller Vertrauen die Auswahl der Speisen. Mein Team und ich verstanden natürlich nicht, was geordert wurde, doch da die Kinder schier außer Rand und Band gerieten, mussten es wohl lauter Leckereien sein. Wenige Augenblicke nach der Bestellung kam die Kellnerin mit mehreren schuhkartongroßen hübschen Schachteln an unseren Tisch und reihte sie vor uns auf. Im Deckel der Boxen befand sich eine mit Klarsichtfolie abgedeckte Aussparung, und neugierig warfen wir einen Blick ins Innere. In den Behältnissen hüpften, krabbelten und krochen verschiedenste Raupen und Käfer, die nun von unserem Gastgeber und seinen Kindern «geprüft» wurden, bevor sie in der Küche zubereitet werden würden. Frischer geht es wohl nicht. Keine 20 Minuten später kam eine Unzahl von Schüsseln und Schalen auf den Tisch, und mein Team und ich beäugten neugierig – und zugegebenermaßen etwas skeptisch –, was uns da kredenzt wurde: kross gebratene schwarze Käfer in einer kräftig roten Soße, ein prächtiger Kontrast für das Auge; Seidenwürmer in Ei, farblich nicht sonderlich spannend Ton in Ton; Raupen in einer gelben Soße und zig weitere Varianten. Die Kinder waren nicht mehr zu halten, was man von mir nicht behaupten konnte. Ich muss zugeben, dass es mich trotz meines – damals allerdings vorwiegend wissenschaftlichen – Interesses an Insekten als Nahrungsmittel durchaus Überwindung kostete, die Speisen zu probieren, und ein Seitenblick auf meine Teammitglieder verriet mir, dass es ihnen genauso ging. Doch schon nach den ersten Bissen schwanden meine Vorbehalte. So ungewohnt die Gerichte vor allem in Hinblick auf die Textur waren, so spannend war die Vielfalt an Geschmackserlebnissen: nussige Käfer, fruchtige Maden und dergleichen. Weniger gut mundeten mir die gekochten Sagowürmer, denn wenn man sie zerbiss, entleerte sich eine etwas zähe klebrige Flüssigkeit in den Mund. Nicht unbedingt meine Sache, aber ich mag ja auch nicht jedes deutsche Essen. Alles in allem schmeckte es jedenfalls vorzüglich. Obwohl wir alle kräftig zulangten, blieb am Ende viel übrig, da die Portionen sehr reichhaltig waren. Die Kinder freute es, denn die Reste nahmen sie in einem Doggybag mit nach Hause, sodass auch die Mutter und die Großmutter in den Genuss der Leckereien kamen.

Meine anfängliche Skepsis sowie die Begeisterung der Kinder machten mir klar, dass Essgewohnheiten eigentlich nur eine Frage der frühkindlichen Prägung sind. Und da es mir in dem Restaurant ausgezeichnet geschmeckt hat und ich mich damals schon mit der sogenannten Eiweißlücke in der Welternährung beschäftigte, war es naheliegend, mich eingehend mit Entomophagie auseinanderzusetzen. Heute betrachte ich Insekten nicht mehr als exotisches Nahrungsmittel. Vielmehr sind sie im Lauf meiner Forschungsarbeiten und durch meine Erfahrungen mit der Ernährungssituation in Entwicklungsländern zu einem Teil meiner Nahrungspräferenz geworden. Ich esse sie natürlich nicht täglich, aber ich freue mich jedes Mal über eine Gelegenheit dazu.

Bevölkerungswachstum, Verstädterung und Wohlstand werden in den kommenden Jahrzehnten zu einem steigenden Bedarf an Nahrung im Allgemeinen und an tierischem Eiweiß im Besonderen führen. Mit der herkömmlichen Tierhaltung (Rind, Schwein, Geflügel) wird weder eine globale Ernährungssicherung erreicht werden können, zumal sie bereits jetzt anfängt, an ihre Grenzen stoßen, noch wird sie die Nachfrage nach tierischen Proteinen decken können, die aktuellen Schätzungen zufolge in den nächsten vier Jahrzehnten um 75 Prozent zunehmen wird. Auch der aktuelle Trend hin zur veganen Ernährung in Ländern wie Deutschland wird hier, wenn man die Bevölkerungsrelation zwischen Industrieländern sowie Schwellen- und Entwicklungsländern in Betracht zieht, keinen spürbaren Einfluss haben.

Dies stellt nicht nur Schwellen- und Entwicklungsländer, sondern auch Industriestaaten vor große Herausforderungen aus ernährungswissenschaftlicher, ökonomischer und ökologischer Sicht. Sich diesen Herausforderungen zu stellen ist denn auch eine zentrale Forderung der Welternährungsorganisation der Vereinten Nationen – der Food and Agriculture Organization, kurz FAO. Anders formuliert heißt das: Die Suche nach alternativen Eiweißquellen ist zwingend notwendig. Insekten können hier einen wesentlichen Beitrag liefern, denn sie weisen nicht nur einen hohen Gehalt an hochwertigen Proteinen auf, sondern sind darüber hinaus reich an Vitaminen, Mineralstoffen und Fetten.

In den Ländern, in denen Insekten ein regulärer Bestandteil des Speiseplans sind, werden sie vorwiegend opportunistisch – also für den eigenen Bedarf – gesammelt. Ihre schnelle Reproduktionsrate und ihre relativ einfachen Lebensbedingungen haben jedoch das Potenzial, sie in kontrollierter und nachhaltiger ökonomischer Produktion zu züchten. Die im Vergleich zur konventionellen Tierhaltung von beispielsweise Schwein und Rind deutlich geringeren Emissionen von Kohlenstoffdioxid, Stickoxiden und Methan, die deutlich günstigere Futterverwertungseffizienz und der wesentlich geringere Bedarf an Produktionsflächen würden sich langfristig positiv auf die Umwelt auswirken.

Es geht mir nicht darum, dass wir jetzt alle beim nächsten Gartenfest statt Würstchen oder Steaks Grillen auf den Rost schieben, wobei es natürlich jedem unbenommen ist, das einmal auszuprobieren. Insekten als Proteinquelle und als Nahrung (und im Übrigen auch als wertvolles und umweltschonendes Futtermittel) zu nutzen muss nämlich nicht heißen, dass die Tiere als Ganzes verzehrt werden (müssen), obwohl es dabei – wie ich in dem Spezialitätenrestaurant in Vietnam und danach noch bei vielen weiteren Gelegenheiten am eigenen Gaumen feststellen konnte – wahre Leckerbissen zu entdecken gäbe. Es gibt nämlich noch andere Wege, das Protein von Insekten auf den Teller zu bringen.

Bevor es jedoch «ans Eingemachte» geht, möchte ich erst ein paar Worte über den grundsätzlichen Wert von Insekten für die Natur und für den Menschen verlieren und anhand einiger erstaunlicher Eigenschaften klarstellen, dass diese Tiere in ihrer überwältigenden Mehrheit keine Schädlinge, kein Ungeziefer sind, sondern Nützlinge.

Insekten und ihr Wert für
Natur und Mensch

Über die letzten 400 Millionen Jahre hat sich eine Vielzahl von Insekten entwickelt, die sich optimal an die jeweiligen Umweltbedingungen angepasst haben. Das Wort «Insekt» leitet sich aus dem lateinischen *insectum* ab, was «eingeschnitten» bedeutet und sich von der in der Regel deutlich sichtbaren starken Abgrenzung zwischen Kopf, Brust und Hinterleib herleitet. Diese «Einkerbungen» inspirierten im Übrigen den Literaten Philipp von Zesen (1619–1689), der gegen das Einfließen von Fremdwörtern in die deutsche Sprache ankämpfte, zu seiner Wortschöpfung «Kerbtier», die lange Zeit gebräuchlich war, heute jedoch als veraltet gilt. Der Begriff «Entomologie» (Insektenkunde) geht hingegen auf das altgriechische *éntomon* = «Insekt» zurück (*entémnein* = «einschneiden»).

Entsprechend der Klassifikation des Naturforschers Carl von Linné (1707–1778) zählt die Klasse der Insekten zum Stamm der Gliederfüßer (Arthropoden). Etwa eine Million Arten wurden bislang beschrieben, doch nach Schätzungen gibt es etwa fünfmal so viele, denn vor allem in den tropischen Regenwäldern vermutet man noch unzählige unentdeckte Arten. Allein die bislang bekannten Insekten machen 60 Prozent aller beschriebenen Tierarten aus, womit sie die artenreichste Klasse sind: Von den 30 Ordnungen sind am zahlreichsten und am weitesten verbreitet die Käfer (Scheidenflügler/Coleoptera), die Schmetterlinge, zu denen auch die Motten zählen (Schuppenflügler/Lepidoptera), die Fliegen (Zweiflügler/Diptera), die Bienen, die Ameisen und Wespen (Hautflügler/Hymenoptera), die Heuschrecken einschließlich der Grillen (Geradflügler/Orthoptera) und die Pflanzenläuse, Zikaden und Wanzen (Schnabelkerfen/Hemiptera).

Wie viele Vertreter dieser Tierklasse es gibt, entzieht sich unserer Kenntnis, aber geschätzt kommen auf jeden der derzeit rund 7,7 Milliarden Menschen über eine Milliarde Insekten. Das heißt: 7,7 Milliarden Menschen × 1 Milliarde Insekten = ... eine Zahl, vor der mein Taschenrechner kapituliert. Von den derzeit bekannten Insektenarten sind im Übrigen nur etwa 5000 für Ernten, Umwelt oder den Menschen schädlich. Man muss sich dieses Verhältnis einmal vor Augen führen: 5000 zu 1 000 000!

Insekten sind von zentraler Bedeutung für unsere Natur, zum Beispiel für die Fortpflanzung von Pflanzen. 90 Prozent aller Blütenpflanzen und – für uns Menschen weit wichtiger – 75 Prozent aller Getreidearten sind auf Bestäuber angewiesen. Und 98 Prozent der Bestäuber sind Insekten! Auch wenn wir zurzeit unser Augenmerk vor allem auf die Honigbiene und auf die Bedeutung ihres Sterbens für die Bestäubung richten, müssen wir uns klar darüber sein, dass Hunderte andere Insektenarten wie Hummeln und Fliegen ebenfalls einen ganz wesentlichen Beitrag zur Bestäubung leisten.

Insekten spielen auch eine große Rolle beim Abbau von «biologischem Abfall». Larven, Fliegen, Ameisen und andere zerlegen organische Stoffe wie umgestürzte Bäume, Tierkadaver oder Dung bis zu einer Größe, dass sich Pilze und Bakterien davon ernähren können. Der Abbau von Kadavern innerhalb weniger Tage bis Wochen führt nicht nur zu einer Verbesserung des Nährstoffkreislaufs, sondern verringert auch das Risiko, dass schädliche Mikroorganismen (Pathogene) auftreten und sich so Krankheiten verbreiten. In der Forensik sind die Arten und die Anzahl von Insekten, die man an einer Leiche vorfindet, ein wichtiges Indiz für den Todeszeitpunkt beziehungsweise dafür, wie lange eine Leiche bereits an ihrem Fundort liegt.

- -

Exkurs: Insekten als Helfer der Kriminalisten

Krimiliebhaber werden nicht nur in einen spannenden Handlungsverlauf gesogen, sondern erleben auch die Faszination der facettenreichen technischen Möglichkeiten, den Tathergang zu rekonstruieren und den Täter zu überführen. Hochempfindliche Labormethoden der Biochemie und der Molekularbiologie oder physikalische Messmethoden haben einen großen Anteil daran. Häufig bringt aber erst die forensische Entomologie, also die Insektenkunde im Dienst der Aufklärung kriminalistischer und rechtsmedizinischer Fragen, die entscheidenden Hinweise.

Die klassischen Merkmale, anhand derer der Todeszeitpunkt eines Opfers ermittelt wird, wie Abfall der Körpertemperatur, Leichenstarre und Leichenflecken, sind nach zwei bis drei Tagen nicht mehr auswertbar. Da kommen sogenannte nekrophage (wörtlich «leichenfressende») Insekten ins Spiel, denn aus dem Umstand, welche Insekten sich in welcher Anzahl an einer Leiche gütlich tun, können wertvolle Rückschlüsse gezogen werden. Schmeißfliegen sind dabei sozusagen die Spürhunde: Sie registrieren den Tod bereits zu einem Zeitpunkt, an dem wir Menschen ihn noch nicht wahrnehmen können, und legen dann ihre Eier auf der Leiche beziehungsweise vorzugsweise in Körperöffnungen ab, zum Beispiel in der Nase oder in einer Wunde. Da der Entwicklungszyklus der Schmeißfliege bekannt ist, kann aus dem Entwicklungsstadium auf den Zeitpunkt des Eintritts des Todes geschlossen werden: Aus den Eiern entwickeln sich rasch, oft innerhalb eines Tages, Larven, die den Leichnam als Nahrungsquelle nutzen. Die Larven häuten sich zweimal, durchlaufen also drei Wachstumsstadien, bevor sie die Leiche schließlich verlassen, um sich zu verpuppen. Je nach Umgebungstemperatur – in geringerem Maß spielt auch die Umgebungsfeuchtigkeit eine Rolle – dauert der Zyklus von der Eiablage über die Larve bis zur Puppe beispielsweise fast 40 Tage bei einer Umgebungstemperatur von 15 °C und nur acht Tage bei 35 °C.

Eine Vielzahl weiterer nekrophager Insekten besiedeln eine Leiche und sind somit nützliche Helfer. Sie unterscheiden sich häufig darin, dass sie verschiedene Verwesungszustände bevorzugen. Die Käsefliege etwa legt ihre Eier erst ab, wenn die Leiche sich in einem fortgeschrittenen Stadium der Verwesung befindet, und der Speckkäfer mag es, wenn die Leiche bereits auszutrocknen beginnt. So ergibt sich mit zunehmender Zeit eine sehr typische Leichenfauna. Aus der Zusammensetzung dieser Fauna und dem Entwicklungsstadium der einzelnen Arten können Anhaltspunkte auch über größere Zeiträume ermittelt werden. Wichtig für die Untersuchungen ist eine genaue Bestimmung der vorgefundenen Insektenarten. Das mag einfach erscheinen, ist es aber nicht. Es gibt nur wenige Spezialisten, die verschiedene Entwicklungsstadien einer Art zuordnen können. Neben der morphologischen Struktur des Insekts, also Form und Gestalt, helfen heute auch DNA-Analysen. Für viele der an Leichen vorzufindenden Insektenarten gibt es genetische Sequenzdatenbanken, die die Bestimmung sehr erleichtern und die Aussagegenauigkeit verbessern.

Die Besiedlung der Leiche durch bestimmte Insektenarten

kann auch Hinweise darauf geben, ob der Fundort der Leiche identisch ist mit dem Tatort. So finden sich auf Wohnungsleichen in der Regel keine Insekten, die in Wäldern vorkommen. Fundortspezifische Insekten am Täter oder an dessen Kleidung können außerdem zur Überführung genutzt werden. Damit nicht genug, kann aus dem Kropfinhalt einer Made das DNA-Profil ihres «Futters» erstellt werden. Auf diesem Weg kann man zum Beispiel ein Auto, in dem «verdächtige» Maden gefunden wurden, als Transportmittel einer Leiche identifizieren.

Mit der Nahrung nehmen die Maden unweigerlich auch die Gifte, Drogen oder Medikamente auf, die der Verstorbene zu Lebzeiten zu sich genommen hat. Manchmal reichern sich diese Stoffe in den Maden einfach nur an, manchmal haben sie aber auch einen direkten Einfluss auf deren Entwicklung. In jedem Fall aber kann eine toxikologische Untersuchung nekrophager Insekten Hinweise liefern, ob ein Toter beispielsweise an einer Überdosis an Drogen starb. Und dies unter Umständen sogar noch viele Jahre später, denn die Puppenhülle etwa, die nach dem Abstreifen aushärtet und in der solche Substanzen eingelagert werden, ist äußerst witterungsbeständig und bleibt oft über Jahre hinweg am Fundort erhalten.

Insekten sorgen außerdem dafür, dass die Nährstoffe aus totem Biomaterial in die Erde gelangen, den Boden düngen und so den Humus für die Ernährung bestehender und die Entstehung neuer Pflanzen bilden. Die etwa 4000 bekannten Mistkäferarten zum Beispiel zerlegen Dung, also den Kot von Pflanzenfressern, in kleinere Portionen, formen diese zu Kugeln und vergraben sie in der Erde, um Futter für ihre Nachkommen zu lagern. Gleichzeitig wird der Dung dadurch verteilt, und der enthaltene wertvolle Stickstoff und die Mineralien gelangen in die Erde. Mistkäfer besitzen einen gewissen Grad der Spezialisierung. Dies hat man eindrucksvoll in Australien zeigen können. Als im 18. Jahrhundert die Europäer die ersten Rinder auf den Fünften Kontinent brachten, waren die australischen Mistkäfer nicht in der Lage, den für sie fremden Dung zu verwerten. Massive Schäden am Grasland und das Auftreten von Schädlingsfliegen waren die Folge, denn ein Rind produziert immerhin etwa 9000 Kilogramm Dung jährlich. In einem groß angelegten Versuch wurden daraufhin afrikanische Mistkäfer eingeführt, die mit Rinderdung etwas anfangen konnten, und in kürzester Zeit war das Grasland wieder nutzbar und die Schädlingsfliegen verschwanden. Da Mistkäfer sehr empfindlich auf Störungen des ökologischen Gleichgewichts reagieren, sollten besondere Maßnahmen zum Schutz ihres Ökosystems ergriffen werden. Bereits jetzt haben Mistkäfer in Safariparks Vorfahrt, und es ist verboten, über Dunghaufen zu fahren.

Insekten sind also quasi Ökojobber, und aufgrund ihrer nachhaltigen Arbeit erlangen sie zunehmend auch Bedeutung im Recyclingkreislauf. Termiten etwa könnten die Millionen Tonnen von Papier und anderen holzbasierten Abfällen, die täglich verbrannt werden oder auf Halden landen, als Nahrungsquelle nutzen und so für eine biologische und ökologische Abfallbeseitigung sorgen. Und zwar weltweit, denn diese nimmersatte, sich fast ausnahmslos von Holz ernährende Spezies bevölkert alle Kontinente, ausgenommen die Antarktis. Lange Zeit galten diese hervorragenden Baumeister, perfekten Straßenbauer und vor allem effizienten Energieverwerter bloß als Schädlinge und unsympathische Vettern der Ameisen – doch mit denen sind sie nicht einmal verwandt.

Unabdingbar sind Insekten auch, um Schadinsekten auf natürliche Weise unter Kontrolle zu halten: Marienkäfer helfen gegen Blatt- und Schildläuse, Schlupfwespen gegen Weiße Fliegen sowie gegen Lebensmittel- und Kleidermotten, Florfliegen gegen Milben und Blattläuse, um nur ein paar Beispiele zu nennen. Unvernünftigerweise stört der Mensch durch Monokulturen und das Ausbringen von Pestiziden, speziell Insektiziden, das natürliche Gleichgewicht. Da Schadinsekten resistenter sind als Nutzinsekten, nehmen anfangs beide ab, doch dann gewinnen Erstere die Oberhand, weshalb noch mehr Insektizide versprüht werden – eine Abwärtsspirale, die allen schadet, nur nicht den Schadinsekten.

Über die Jahrtausende, seit der Mensch Landwirtschaft betreibt, gelang es den Bauern, eine Vielzahl von Schadinsekten mit Nutzinsekten zu bekämpfen. Chinesische Bauern nutzten bereits um 300 v. Chr. Ameisennester, um Schädlinge zu vertreiben. Der erste gezielte Großversuch der biologischen Schädlingskontrolle fand 1887 statt, als ein Schadinsekt durch die Freisetzung eines Fressfeindes erfolgreich bekämpft wurde. Seitdem gab es fast 3000 derartige Freisetzungen, mit denen fast 200 Arten von Schadinsekten zu Leibe gerückt wurde. Die Nutzinsekten für derlei Einsätze werden auf besonderen Farmen und im Rahmen von Regierungsprogrammen gezüchtet. Mittlerweile kann man als Kleingärtner die Eier oder die Larven so mancher biologischen Schädlingsbekämpfer sogar im Internet kaufen. Nach Schätzungen beläuft sich der Beitrag von Nützlingen zur biologischen Kontrolle von Schadinsekten weltweit auf einen Wert von 400 Milliarden US-Dollar.

Nicht nur als Bestäuber und «Abfallverwerter» oder als Schädlingsbekämpfer sind Insekten wichtig und nützlich für den Menschen. In vielen Teilen der Welt werden sie auch als Heilmittel geschätzt. Verschiedene Autoren berichten über Inhaltsstoffe von Insekten, die eine gesundheitsförderliche Wirkung haben können. Beispielhaft sei auf Proteine und Peptide mit antibakterieller Wirkung, auf Hormone und Enzyme verwiesen. Als Medizin eingenommen – ob lebend gegessen, zerkleinert oder in Milch gekocht – wirken einige Arten blutstillend, schmerzlindernd oder entgiftend, andere helfen gegen Kreislaufbeschwerden oder Arthritis. In der chinesischen Medizin gilt die männliche Motte der Art *Antheraea pernyi* (Chinesischer Eichenseidenspinner) als ein wirkungsvolles Mittel zur Steigerung der Potenz, und Ameisenalkohol soll das Immunsystem stärken. Das Öl des Melonenkäfers *(Coridius viduatus)* zeigt eine gute Wirkung gegen bestimmte Bakterienarten.

Jahrhundertelang nutzten verschiedene Völker oder einzelne Stämme in Mittelamerika, Australien und Asien Fliegenmaden zur Behandlung schlecht heilender Wunden: Die Larven mancher Fliegenarten ernähren sich nämlich von Bakterien und abgestorbenem Gewebe. Da Fliegen aber Krankheitserreger übertragen können und sich manche Fliegenarten auch von gesundem Gewebe ernähren, war die Methode nicht immer von Erfolg gekrönt. In den USA und in Europa wurde die Madentherapie früher ebenfalls angewandt, allerdings fast ausschließlich in Kriegszeiten, die oft genug eine miserable medizinische Versorgungslage mit sich brachten. Mit der Entdeckung von Penicillin und anderen Antibiotika gerieten die «Mini-Operateure» mehr oder weniger in Vergessenheit – bis Ende der 1980er-Jahre zwei Ärzte am Medical Center der University of California in Los Angeles wieder auf sie aufmerksam wurden, als sie entdeckten, dass eine von Maden besiedelte Wunde erstaunlich sauber war. Das vermehrte Auftreten von Keimen, die sich als resistent gegen Antibiotika erwiesen, verlieh der Madentherapie, auch «Biochirurgie» genannt, bald neue Aktualität. Mittlerweile wird diese Methode in unzähligen Kliniken und Arztpraxen angewendet. Zum Einsatz kommen dabei vorwiegend Larven der Goldfliege *(Lucilia sericata)*, die zu diesem Zweck keimfrei gezüchtet werden.

Manche Insekten wecken berechtigte Hoffnungen, dass aus ihnen Arzneimittel isoliert werden können, die drängende medizinische Probleme lösen könnten. So produzieren beispielsweise Schaben und Heuschrecken Moleküle, mit deren Hilfe sie sich äußerst wirkungsvoll gegen Krankheitserreger zur Wehr setzen. Bei Laborversuchen mit dem gefürchteten Methicillin-resistenten Krankenhauskeim Staphylococcus aureus (MRSA) töteten die Insektenmoleküle mehr als 90 Prozent der Erreger ab. Dasselbe vielversprechende Ergebnis wurde mit dem Darmbakterium Escherichia coli erzielt. Für menschliche Zellen erwies sich das Insektenantibiotikum hingegen als harmlos. Womöglich eröffnen uns die geschätzt vier bis sechs Millionen verschiedenen Insektenarten dieser Welt noch unzählige weitere völlig neue Wege, «biologische» Therapien und Wirkstoffe zur Behandlung von Krankheiten zu entwickeln.

- -

Exkurs: Kurioses aus der Volksmedizin

Seit Jahrtausenden kommen Insekten in der Volksmedizin zum Einsatz. Erste Berichte dazu finden sich bereits im Papyrus Eber aus dem Jahr 1600 v. Chr. Der bei den Ägyptern hochverehrte Pillendreher, der Skarabäuskäfer, wurde zur Behandlung von Malaria und gegen «allerhand Behexung» verwendet. So schreibt Otto Keller in *Antike Tierwelt*: «Das der alten Zeit angehörige Papyrusrezept lautet: Nimm einen großen Skarabäuskäfer, schneide ihm Kopf und Flügel ab, siede ihn, tue ihn in Öl und lege ihn auf. Danach koche seinen Kopf und seine Flügel, tue sie in Schlangenfett, siede es und lasse es den Patienten trinken.» Dieses Mittel habe sich, so Keller weiter, mit geringfügiger Abweichung bis heute (Kellers Buch erschien 1913) in Ägypten erhalten.

Die überlieferten Anwendungen aus unseren Breitengraden sind ebenfalls bizarr. In der Oberpfalz beispielsweise wurde bei fieberhaften Erkrankungen empfohlen, dass der Kranke 75 Löcher in ein Hühnerei mache und es in ein Ameisennest lege. Hatten die Ameisen das Ei ausgefressen, galt der Kranke als geheilt. Ganz ähnlich verlief die «Behandlung» von Schwindsüchtigen in der Steiermark: Der Erkrankte setzte bei Sonnenaufgang einen Frosch in einem Topf in ein Ameisennest, und sobald nur noch die Knochen des Frosches übrig waren, galt der Kranke als geheilt. In anderen Gegenden war das Verschlucken von Raupen ein probates Mittel gegen Mandelentzündung. In einer kleinen Stadt in Bayern wurde noch zu Beginn des vorigen Jahrhunderts ein Gerichtsverfahren gegen eine Frau vom Land angestrengt, die mit ihren medizinischen Kenntnissen das Vertrauen der Bevölkerung genoss. Anstoß für den Prozess gab ihre Behandlung von Blasensteinen. Dazu mussten zu mitternächtlicher Stunde auf dem Kirchhof Kellerasseln gesammelt, dann getrocknet und pulverisiert mit einem Schluck Wein getrunken werden.

Häufig galten gestaltliche Merkmale, Struktur oder Farbe als Hinweis auf die potenzielle Bedeutung eines Tieres. So hielt man die Asche stark behaarter Bienen oder Fliegen für ein probates Mittel, um Haare und Bart wieder wachsen zu lassen. Der Verzehr lebender Ameisen sollte stimulierende Wirkung haben. Noch heute kann man in Kolumbien geröstete Blattschneiderameisen mit einem besonders dicken Hinterteil kaufen – im Spanischen «Hormigas Culonas» genannt –, die aphrodisierende Wirkungen haben sollen. Auch die Spanische Fliege – keine Fliege, sondern ein Käfer – gilt dort als Aphrodisiakum. Der Käfer produziert als Schutz gegen Fressfeinde ein Nervengift, das Cantharidin, das beim Mann eine lang anhaltende Erektion herbeiführen soll. In der Antike wurde Cantharidin gegen nahezu alle bekannten Krankheiten verabreicht, unter anderem gegen Tollwut, Tuberkulose, Pest und Wurmbefall sowie als Abtreibungsmittel.

- -

Insekten versorgen den Menschen zudem mit einer Vielzahl von Produkten. Als Erstes denkt man da natürlich an Bienen. Tatsächlich sind sie ein geeignetes Beispiel für die Vielfältigkeit des Nutzens von Insekten für den Menschen.

Bienen sind nicht nur in der Landwirtschaft immens wichtig, da sie etwa 80 (!) Prozent unserer Nutz- und Wildpflanzen bestäuben. Sie liefern uns außerdem den leckeren Honig, ein sehr abwechslungsreiches Produkt, dessen Farbe von fast Weiß über Goldgelb bis zu Dunkelbraun reichen kann und der mal mild, mal herb, mal würzig schmeckt, je nachdem, von welchen Blüten die Bienen den Nektar gesammelt haben. Schon früh wurde in China der Honig von Wildbienen zur Herstellung fermentierter Getränke verwendet, und bis zum Aufkommen des Rohrzuckers aus Zuckerrohr war Honig das wichtigste Süßungsmittel. Seit über 7000 Jahren domestiziert der Mensch Bienen, und im Lauf dieser Zeit wurde die Apikultur beziehungsweise Imkerei zu einer selbstverständlichen Haltung von Insekten in großem Maßstab, also zur Massentierhaltung.

Viele schätzen Honig als süßen Brotaufstrich; jeder Deutsche isst im Schnitt pro Jahr ein Kilogramm. Die wirtschaftliche Bedeutung eines anderen Bienenprodukts – ihres Wachses – hat deutlich nachgelassen. Die herrlich duftenden Bienenwachskerzen findet man heutzutage leider nur noch selten, geruchsneutrale oder alle möglichen Aromen verströmende Duftkerzen haben ihnen längst den Rang abgelaufen. Auch in vielen anderen Bereichen wurde Bienenwachs durch Ersatzstoffe nahezu verdrängt. Verwendung findet es aber nach wie vor als Trenn- oder Überzugmittel in der Lebensmittelindustrie oder zur Verfestigung von Lippenstiften, Cremes und Salben in der Kosmetikindustrie.

In der Medizin, vor allem in der Apitherapie – einer seit dem Altertum bekannten Heilmethode, bei der alle Bienenprodukte zum Einsatz kommen –, und in der Pharmaindustrie werden unterschiedlichste Bienenprodukte eingesetzt. Aus Bienengift gewonnene Salben oder Injektionen lindern schwerwiegende Stichreaktionen und Schmerzen bei Rheuma, Ischias oder Sportverletzungen. Propolis, eine Art Harz, das die Bienen aus verschiedenen Zutaten produzieren und im Bienenstock zum Verkitten, Abdichten, Isolieren und Konservieren benutzen, wirkt ebenfalls antibakteriell, außerdem antiviral und antimykotisch (d.h. gegen Pilzinfektionen). Aber auch der Honig wirkt antibakteriell oder zumindest bakteriostatisch, hemmt also die Vermehrung von Bakterien. Diese Wirkung beruht auf dem Inhaltsstoff Methylglyoxal (MGO), an dem besonders der in Australien und Neuseeland vorkommende Manuka-Honig reich ist. Der Honig hat auch einen stolzen Preis. Honig mit einem Gehalt MSG von 550 mg/kg kostet stolze 300 Euro je kg, ein guter Lavendelhonig ist für 30 Euro je kg zu haben.

Gelée Royale, ein hochwertiges Eiweiß- und Vitamingemisch aus den Drüsen der Arbeiterbienen, mit dem sie ihre Königin ernähren, galt eine Zeit lang als wahres Wundermittel. Es sollte verjüngend wirken, das Immunsystem stärken, die Stimmung aufhellen und vieles mehr. Allerdings liegen nur wenige aussagekräftige Studien dazu vor.

Als weiteres Insektenprodukt fällt uns vermutlich sofort Seide ein, ein Stoff, der aus den Kokons der Seidenraupe gewonnen wird. Der Kokon, der die Raupe bei ihrer Metamorphose zum Schmetterling schützt, wird aus einem einzigen Faden gesponnen, der bis zu 900 Meter lang sein kann. Für 250 Gramm dieser Fäden werden etwa 3000 Kokons benötigt. Die Zucht der Seidenraupe hat eine sehr lange Tradition. Bereits vor 5000 Jahren wurden in China Kleidungsstücke aus dem wertvollen Naturprodukt hergestellt. Über Jahrhunderte war der kostbare Stoff allerdings dem Kaiser und seinem Hofstaat vorbehalten. Die Produktion war ein streng gehütetes Geheimnis, und wer es verriet, der wurde mit dem Tod bestraft. Erst im 6. Jahrhundert n. Chr. wurde das Monopol der Chinesen gebrochen. Der Legende nach sollen zwei persische Mönche Seidenraupen nach Konstantinopel – das heutige Istanbul – geschmuggelt und so die Seidenproduktion im Byzantinischen Reich ermöglicht haben. Die längste Zeit in der Geschichte der Serikultur – ein Begriff, der den gesamten Prozess der Seidenproduktion umfasst, vom Anbau von Maulbeerbäumen über die Zucht der Seidenspinner bis zur Verarbeitung der Kokons zu Rohseide – war die Ernährung der Raupen eines der größten Probleme, weil sich die Tiere von Natur aus ausschließlich von den Blättern des Maulbeerbaums ernähren. Mittlerweile konnten jedoch spezielle Futtermittel als Alternative entwickelt werden.

Naturseide ist herrlich weich und atmungsaktiv, sie kühlt im Sommer und wärmt im Winter. Sie ist leicht und besitzt dennoch eine hohe Festigkeit. Da sie aber sehr teuer ist, konkurriert sie mit der Kunstseide, die zum Beispiel aus Viskose oder Polyester besteht.

Ein weniger bekanntes Insektenprodukt ist Karmin. Dieser kräftig rote Lebensmittelfarbstoff (E120) wird aus den befruchteten und getrockneten Weibchen von Schildläusen gewonnen – zumeist von der Scharlachschildlaus, auch bekannt als Cochenilleschildlaus *(Dactylopius coccus)*. Mehr als 100 Produkte in unseren Supermärkten enthalten diesen Farbstoff, unter anderem Eiscremes, Joghurts, Fruchtsäfte und Bonbons. Aber auch in Kosmetikprodukten wie Lippenstiften oder Rouge und zum Beispiel in Malerfarbe findet er Verwendung. Im wohl bekanntesten «Schildlausprodukt», dem italienischen Likör Campari, befindet sich der tierische Farbstoff allerdings seit 2006 nicht mehr. Auch der rote Überzug von Surimi – weißem, zu Meeresfrüchten geformtem Fischfleisch – verdankt seine Farbe heutzutage zumeist einem Paprikaextrakt oder einem anderen Farbstoff.

Der früher unter anderem als Möbelpolitur zur Oberflächenversiegelung, als Grundlage für Schallplatten, der Schellackplatte, und als Isolationsmaterial bei elektrischen Geräten verwendete Schellack ist die harzartige Ausscheidung weiblicher Lackschildläuse *(Kerria lacca)*. Während synthetische Harze den Schellack in manchen Bereichen ersetzten, spielt er in etlichen Branchen bis heute eine Rolle. In der Lack- und Farbenindustrie wird er beispielsweise zur Herstellung von Tätowierfarben und von Lacken für den Geigenbau verwendet. In der Pharmazie sorgt ein Überzug aus Schellack bei Tabletten oder Kapseln dafür, die Freisetzung der Wirkstoffe im Verdauungstrakt zu verzögern.

In der Lebensmittelverarbeitung wird Schellack (E904) vielfach eingesetzt, etwa in Überzugsmitteln für frische Früchte, beispielsweise Äpfel, Birnen, Zitrusfrüchte oder Mangos, damit sie schön glänzen und nicht austrocknen – derart behandelte Lebensmittel tragen den Hinweis «gewachst». Auch Schokoladen- und Kaugummidragees werden damit behandelt, damit sie nicht zusammenkleben. Zugelassen ist Schellack außerdem für Kaffeebohnen, Nüsse und anderes mehr.

Insekten sind also in vielerlei Hinsicht für den Menschen wichtig und nützlich. Ein Punkt, der dabei gern vergessen wird, ist, dass Insekten uns Menschen inspirieren. Seit jeher haben wir uns viel von der Natur abgeschaut, so auch von Insekten. Umweltfreundliche Architektur nutzt als Vorbild die Bauweise von Termitenhügeln. Termiten wenden bei ihren Bauten ein physikalisches Prinzip an, den Kamineffekt: Dieser sorgt durch einen natürlichen Saugzug für ein gleichmäßiges Raumklima, also gleichmäßige Temperatur, Luftfeuchtigkeit und Luftqualität. Im Eastgate Center zum Beispiel, einem Einkaufs- und Bürozentrum in Harare, Simbabwe, wird die Temperatur durch entsprechend angebrachte Luftschächte und Gänge trotz der afrikanischen Hitze auf einem angenehmen Niveau zwischen 23 und 25 °C gehalten. Dadurch können 90 Prozent der Energiekosten eingespart werden, die ansonsten für die Kühlung während des Tages und das Beheizen des Nachts sowie in den frischen Morgenstunden aufgebracht werden müssten.

Die Vorteile der Form von Honigwaben haben wir Menschen relativ früh erkannt; was lange Zeit fehlte, war das Wissen, warum Bienenwaben viel besser waren als die von Menschenhand gefertigten: Wir konnten Waben nicht in der gewünschten Präzision bauen, weil es durch Schwingungen immer zu Mikrorissen kam. Bis zur wahrscheinlich entscheidenden Entdeckung: Bienen verstärken ihre Honigwaben mithilfe von Seidenfasern, um einerseits deren Belastbarkeit zu erhöhen, andererseits die Temperatur zu regulieren. Honigwaben können zudem Schwingungen dämpfen oder gezielt weiterleiten. Ein Ansatz, den Materialwissenschaftler für die Entwicklung neuer Werkstoffe etwa in der Luft- und speziell der Raumfahrt und Architekten zum Bau erdbebensicherer Gebäude nutzen können.

Die Facettenaugen der Insekten, um ein letztes Beispiel zu nennen, verfügen über eine unglaubliche Tiefenschärfe und können, da sie ohne fokussierende Linsen auskommen, sehr schnell kleinste Bewegungen in einem weiten Blickfeld von bis zu 180 Grad registrieren, ein höchst nachahmenswertes Bauprinzip etwa für Endoskope in der Medizin.

All diese Beispiele spiegeln nur einen Bruchteil von dem, was wir Insekten verdanken – ob direkt, indem wir sie selbst oder ihre Produkte nutzen, oder indirekt, indem sie unseren Erfindungsgeist beflügeln.

Die Welt ernähren – eine der größten Herausforderungen der Zukunft

Bevölkerungswachstum, Verstädterung und die weltweit rasch wachsende Mittelschicht haben den globalen Bedarf an Lebensmitteln und insbesondere an tierischen Proteinquellen erhöht, und der Trend ist ungebrochen. Insekten können daher einen wichtigen Beitrag leisten, die Weltbevölkerung zu ernähren.

Bereits seit Thomas Robert Malthus (1766–1834) wird der Besorgnis Ausdruck verliehen, dass unsere Landwirtschaft ab einem bestimmten Zeitpunkt nicht mehr in der Lage sein wird, die Weltbevölkerung zu ernähren, da, so der britische Pfarrer und spätere Ökonom in seinem damals noch anonym veröffentlichten Aufsatz *An Essay on the Principle of Population* (dt.: *Das Bevölkerungsgesetz*) von 1798, die Nahrungsmittelproduktion nur linear wachse, die Bevölkerungszahl hingegen exponentiell. Er sah dies damals aber nicht als Fehlentwicklung, sondern als Naturgesetz, das die natürliche Vermehrung des Menschen kontrolliere und damit das Bevölkerungswachstum in der notwendigen Weise begrenze. Malthus' These stieß von Beginn an auf Widerspruch, und bis vor nicht allzu langer Zeit hielt man seine Bedenken für grundlos, da nicht nur die landwirtschaftliche Nutzfläche zunahm, sondern dank moderner Methoden vor allem die Erträge der Felder und die Tierproduktion deutlich stärker gesteigert werden konnten als von Malthus geschätzt und der Bedarf daher mehr oder weniger gut gedeckt werden konnte. Einen wesentlichen Beitrag zu dieser Entwicklung leisteten die Erfindung des Kunstdüngers durch Justus Liebig vor 250 Jahren und vor 50 Jahren die «Grüne Revolution». Dünger, Pflanzenschutz und neue Getreidesaaten führten zu einer Verdopplung bis Verdreifachung der Erträge und ermöglichten mehrere Ernten pro Jahr. Doch jetzt ist es höchste Zeit, umzudenken und nach neuen Ansätzen zu suchen. Die Gründe sind vielfältig.

Im Jahr 2030 werden nach einer Prognose der Vereinten Nationen über 8,5 Milliarden Menschen auf diesem Planeten ernährt werden müssen. Zwar verlangsamt sich das Bevölkerungswachstum, was aber nicht heißt, dass es auf absehbare Zeit zu einem Stillstand käme. Bis Mitte dieses Jahrhunderts werden zudem rund 2,5 Milliarden Menschen – anders formuliert: etwa jeder dritte Erdenbewohner – in städtischen Gebieten leben.

Darüber hinaus verändern langfristige Trends die Nahrungsmittelnachfrage wesentlich. Der springende Punkt ist, dass der wirtschaftliche Erfolg in zahlreichen Schwellen- und Entwicklungsländern bereits seit Jahren zu einem Anstieg des Wohlstands führt, was wiederum die Pro-Kopf-Nachfrage nach Nahrungsmitteln steigen lässt. Das bedeutet, dass nicht nur immer mehr Menschen ernährt werden müssen, sondern auch immer mehr Menschen besser ernährt sein wollen.

Durch Kombination dieser drei Effekte – wachsende Weltbevölkerung, zunehmender Wohlstand und Bekämpfung des Hungers – wird ein Anstieg des Lebensmittelbedarfs um 60 Prozent erwartet.

Hinzu kommt: Wer es sich in den aufstrebenden Staaten leisten kann, der versucht, den Ernährungsstil von Nordamerika und Europa nachzuahmen: die sogenannte *western diet* mit viel Burgern, Steaks und Schnitzeln. Die Folge ist eine verstärkte, gar überproportional steigende Nachfrage nach tierischem Protein, vor allem in Form von Fleisch- und Milchprodukten. Weltweit nahm innerhalb von nur 14 Jahren (2000–2014) die Fleischproduktion um 39 Prozent und die Milcherzeugung um 38 Prozent zu.[1] In China hat sich in fast demselbem Zeitraum (2000–2015) der Fleischkonsum sogar verdoppelt und der Verzehr von Milch und Milchprodukten mehr als verdreifacht. Auch die gesteigerten Bemühungen, den Hunger weltweit zu bekämpfen, so zum Beispiel durch eine Sonderorganisation der Vereinten Nationen namens Welternährungsprogramm (World Food Programme, kurz WFP), tragen zu einer ständig wachsenden Nachfrage nach tierischem Eiweiß bei. Im Jahr 2018 litten nach Schätzungen der FAO etwa elf Prozent der Weltbevölkerung an Hunger. Das sind erschreckende 821 Millionen Menschen!

Mit dem Einzug westlicher Ernährungsgewohnheiten in Entwicklungs- und Schwellenländern schwindet zugleich die Entomophagie als wertvoller Lieferant tierischen Eiweißes, ein Prozess, der durch die Veränderung der sozialen Strukturen noch verstärkt wird. Im Gegenzug wird infolge des Ferntourismus und der damit verbundenen Erfahrungen mit fremdländischen Küchen zwar das Interesse mancher Touristen an Insekten als Nahrungsmittel geweckt, doch das ist nicht mehr als ein Tropfen auf den heißen Stein.

Es wächst ja außerdem nicht nur die Bevölkerung, sondern es nimmt auch die Zahl der Tiere stetig zu, die zur Produktion von Lebensmitteln oder als Freizeit- und Haustiere gehalten werden und irgendwie ernährt werden müssen. Weltweit sind es derzeit bereits etwa 24 Milliarden, womit sie die Anzahl der Menschen um ein Vielfaches übertreffen. In Deutschland etwa beanspruchen allein die Freizeit- und

Haustiere etwa zehn Prozent der für die Futtermittelproduktion genutzten Agrarfläche. Demnach ist die Nahrungsmittelsicherung auch eine Frage der Futtermittelsicherung.

Obwohl wir Menschen – global gesehen – nur 17 Prozent unseres Kalorienbedarfs über Fleisch decken, beansprucht dessen «Produktion» 77 (!) Prozent des Agrarlands, so der im Januar 2018 herausgegebene *Fleischatlas 2018*. Und weiter: Knapp zwei Drittel dieser 77 Prozent Ackerlands sind Weiden, die durch die Tiere effizient genutzt werden – und, das sei fairerweise angemerkt, auch nachhaltig genutzt werden, da die Wiederkäuer Gras, das für die menschliche Ernährung nicht nutzbar ist, in hochwertiges Protein umwandeln. Das restliche Drittel der Agrarflächen wird zur Futterversorgung gebraucht. Wenn aber heute schon 77 Prozent der landwirtschaftlich genutzten Fläche für die Viehhaltung gebraucht werden, wie soll da der vorhergesagte Anstieg der Nachfrage nach Fleisch befriedigt werden? Es sind kaum noch Flächen vorhanden, die für diese Zwecke geeignet wären. Eine Steigerung des Ernteertrags ist nur noch sehr langsam möglich, um aber den wachsenden Fleischbedarf zu decken, müssten sich die Erträge verdoppeln.

Exkurs: Haustiere als Umweltsünder

Im Jahr 2009 erschien ein Buch mit dem provokanten Titel *Time to eat the dog?* («Zeit, den Hund zu essen?»), dessen eine These lautet, dass Hunde schlimmere Auswirkungen auf Umwelt und Klima haben als ein Pkw. Der Untertitel, *A Guide to Sustainable Living* – «Ein Leitfaden für ein nachhaltiges Leben» –, zeigt zwar, dass das neuseeländische Autorenehepaar Brenda und Robert Vale mehr wollte, als nur Hundebesitzer zu provozieren, und tatsächlich gehen sie der Frage nach, welchen Einfluss unsere Entscheidungen auf die Umwelt haben: was wir essen, welche Kleidung wir tragen, wie wir reisen und unter anderem eben, ob wir uns einen Hund halten. Ein Hund mittlerer Größe, so rechneten die Vales vor, verzehre im Jahr 164 Kilogramm Fleisch und 95 Kilogramm Getreide. Um diese Menge an Tierfutter zu produzieren, benötige man 0,84 Hektar landwirtschaftliche Fläche. Für die Produktion eines Geländewagens und das Betanken für 10 000 Kilometer Fahrleistung reiche dagegen die Biomasse von 0,41 Hektar.

Seit Erscheinen des Buches entzünden sich regelmäßig heftige Diskussionen daran, ob diese Berechnung richtig sei und ob sie die tatsächlichen Bedingungen widerspiegele. Lange gab es keine umfassenden Studien zur Umweltbilanz unserer Haustiere, allenfalls welche, die nur einen einzelnen Aspekt wie zum Beispiel den Umwelteinfluss der Futterproduktion beachteten.[2] Im Jahr 2019 wurde das Thema dann durch das Schweizer Unternehmen ESU-services aufgegriffen, das sich auf Ökobilanzen spezialisiert hat. Es untersuchte den CO_2-Pfotenabdruck für ausgewählte Tierarten: Pferde, Hunde, Katzen, Kaninchen, Vögel und Zierfische. Die Studie erfasst alle relevanten Einflüsse wie die Fütterung und die Behausung, die Ausscheidungen, Autofahrten zum Gassigehen oder zum Tierarzt sowie alle Anschaffungen für das Haustier.

Zur Veranschaulichung wurden die Ergebnisse für die Haustiere mit der Umweltbelastung einer Autofahrt verglichen. Diese Bezugsgröße macht den Vergleich schwierig und interpretierbar: Findet die Autofahrt mit einem Kleinwagen oder mit einem SUV statt? Mit einer alten Benzinschleuder oder einem neuen Spritsparer? Wird gemächlich gefahren oder gerast? Wird im spritraubenden Berufsverkehr in der Stadt gefahren oder über freie Straßen über Land? Jedenfalls hat sich herausgestellt, dass von allen untersuchten Tierarten das für

Freizeitzwecke gehaltene Pferd (allein in Deutschland eine Million) die ungünstigste Umweltbilanz hat: Sie entspricht einer 21 500 Kilometer langen Autofahrt (in Deutschland werden pro Jahr durchschnittlich etwa 13 000 Kilometer mit dem Auto zurückgelegt). Die Umweltbilanz eines Hundes entspricht 3700 gefahrenen Kilometern, die einer Katze 1400 Kilometer. Und zwei Kaninchen, elf Ziervögel oder 100 Zierfische haben dieselbe Ökobilanz wie eine Katze.

Der Einfluss der Größe der Tiere auf die Umweltbilanz ist offensichtlich. Aber auch Haltung und Fütterung können einen erheblichen Unterschied machen. Beim Pferd zum Beispiel kann die Verwendung von lokalen Holzspänen statt Stroh als Einstreu die Umweltbilanz um fast 30 Prozent verbessern. Beim Hund macht die Art der Fütterung den größten Unterschied. Erhalten Hunde BARF – «biologisch artgerechtes rohes Futter» –, das zu etwa 75 Prozent aus rohem Fleisch, Innereien, Knochen und Fisch mit einem sehr hohen Anteil von hochwertigem Fleisch besteht, kann das die Ökobilanz des Hundes fast verdreifachen.

Die Berechnungen der Schweizer Studie zeigen, dass – bezogen auf die Schweiz – alle Haustiere zusammen nur gut ein Prozent der gesamten durch Konsum verursachten Umweltbelastung ausmachen. Berücksichtigt man dann noch, dass der Konsum weniger als 20 Prozent der gesamten CO_2-Emission beträgt, so relativiert sich der Beitrag unserer Haustiere dann doch. In Deutschland dürfte die Situation vergleichbar sein. Zum einen ist es also nicht so dramatisch wie oft angenommen, und zum anderen haben wir als Haustierhalter die Möglichkeit, durch bewusste Entscheidungen den CO_2-Pfotenabdruck unserer Lieblinge zu verringern, sei es durch lokale Produkte oder zum Beispiel auch insektenbasierte Futtermittel.

-- -- -- -- -- -- -- -- -- -- -- -- -- -- -- -- -- -- -- --

Doch es geht ja nicht nur darum, ob wir genügend Ressourcen haben, um den immer höheren Fleischbedarf zu decken, sondern auch darum, welche Konsequenzen sich aus der dramatischen Zunahme der Tierproduktion ergeben werden. Die FAO stellt fest, dass die Viehhaltung zu den drei größten Verursachern von Umweltproblemen gehört. So ist sie global für mehr Treibhausgase verantwortlich als alle Transportsysteme dieser Welt und hat einen wesentlichen Anteil an den Ammoniakemissionen. Ammoniak ist ein «indirektes Treibhausgas», das die Bildung und die Lebensdauer direkt klimawirksamer Gase fördert. Außerdem trägt die Viehwirtschaft in erheblichem Maß zur Abholzung von Wäldern, zur Bodenerosion und zum Verlust der Biodiversität bei Pflanzen bei. Und dann wäre da noch die Verschmutzung eines der wertvollsten Naturschätze zu erwähnen: des Wassers. Die Überdüngung von Äckern und die dadurch bedingte hohe Nitratbelastung des Grundwassers sorgen ja seit einiger Zeit vor allem in Deutschland für erheblichen Aufruhr.

Am Beispiel der USA kann man den ungeheuren Bedarf der Nahrungsmittelproduktion an natürlichen Ressourcen eindrucksvoll darstellen: Sie beansprucht etwa 80 Prozent des Frischwassers des Landes, 50 Prozent der Gesamtfläche und 17 Prozent der fossilen Energie. Zusätzlich, so wird geschätzt, ist die Landwirtschaft für etwa 18 Prozent der anthropogenen Treibhausgasemission verantwortlich. In Deutschland trägt die Landwirtschaft «nur» 7,3 Prozent zur *gesamten* Treibhausgasemission bei, aber rund 59 Prozent zum Methanausstoß.[3] Mit 29 Prozent entfällt etwa ein Drittel des in der Landwirtschaft verbrauchten Süßwassers auf die Nutztierhaltung und die Bewässerung von Futterpflanzen. Dabei hat die Produktion von Rindfleisch einen

Anteil von etwa einem Drittel. Die Beispiele USA und Deutschland zeigen ganz klar, wie wichtig es ist, dass wir die Weltbevölkerung nachhaltig ernähren und gleichzeitig sicherstellen, dass jeder ausreichend Nahrung bekommt. Und das wird ohne alternative Nahrungsquellen nicht zu bewerkstelligen sein.

Aber nicht nur unsere Landmasse ist vom steigenden Nahrungsmittelbedarf betroffen, sondern ebenso unsere Ozeane, Seen und Flüsse. Bereits heute stammen etwa 50 Prozent des weltweit verbrauchten Fisches aus der sogenannten Aquakultur, sprich aus der kontrollierten Massenzucht von Fischen, Muscheln, Krebsen und anderen im Wasser lebenden Tieren.[4] Der größte Teil des globalen Fischverbrauchs – sowohl aus Wildfängen wie aus der Zucht – dient allerdings nicht der menschlichen Ernährung, sondern wird zu Fischmehl und Fischöl verarbeitet. Fischmehl ist ein günstiger Bestandteil von Futtermitteln und ein exzellenter Lieferant von Eiweiß, wichtigen Fettsäuren, Vitaminen sowie Mineralstoffen. Es wird unter anderem in der Geflügel- und der Schweinezucht verwendet. Hauptsächlich landet es allerdings – ebenso wie Fischöl – wieder da, wo es herkommt: in der Aquakultur.[5] Dieser rasch wachsende Wirtschaftszweig trägt also seinerseits ganz wesentlich zur erhöhten Nachfrage nach Fischen und Fischprodukten bei. Und da zur Fütterung mancher in Aquakultur gezüchteten Fischarten, zum Beispiel Lachs, Wildfänge verwendet werden, nimmt die Überfischung der Ozeane trotzdem immer weiter zu. Auch in diesem Bereich wird daher intensiv daran geforscht, alternative pflanzliche oder tierische Protein- und Fettquellen zu finden.

Exkurs: Hühner dominieren die Welt

Landwirtschaftliche Nutztiere sind auf dieser Erde viel zahlreicher als wir Menschen. Mit 19 Milliarden Hühnchen, 1,5 Milliarden Kühen und jeweils 1 Milliarde Schafen und Schweine übersteigt ihre Zahl die der Menschen um das Dreifache. Aber die Zahl der Tiere, die jährlich geschlachtet werden, übersteigt diese Zahlen um ein Vielfaches. Alleine bei den Hühnern werden jährlich 50 Milliarden Tiere weltweit geschlachtet. Männliche Küken und nicht mehr produktive Legehennen sind da nicht mitgerechnet. Die gesamte Masse aller zu einem Zeitpunkt lebenden Hühnchen ist größer als die aller anderen Vögel zusammen. Bereits heute sind Hühner das meistgegessene Fleisch auf der Welt. Warum ist das so? Es ist das günstigste und am leichtesten verfügbare Fleisch, aber es ist auch nicht durch kulturelle und religiöse Tabus eingeschränkt. In einem kürzlich erschienenen wissenschaftlichen Artikel wird festgehalten, dass unser Zeitalter als das Zeitalter des Hühnchens in die Menschheitsgeschichte eingehen kann, geprägt von den archäologischen Überbleibseln von immensen Mengen an Hühnerknochen. Wie ist es zu dieser Entwicklung gekommen? Vor dem Zweiten Weltkrieg wurden Hühnchen nur an besonderen Tagen gegessen, und in der Regel wurden diese Hühnchen nur dann geschlachtet, wenn sie nicht mehr ausreichend Eier legten. Von ihrer Domestikation von vor etwa 8000 Jahren bis zum Beginn des 20. Jahrhunderts wurden Hühnchen nur langsam auf mehr Größe und einen höheren Fleischanteil gezüchtet. Erst in den letzten 50 Jahren des vergangenen Jahrhunderts begann man systematisch auf einen deutlich höheren Fleischanteil zu züchten. Wog ein Hühnchen nach 56 Tagen 1957 noch knapp 1 kg, so waren es 1978 bereits 1,8 kg und 2005 schon 4,2 kg; denn ein großer Vogel ist ökonomischer als zwei kleine Vögel.

Wurden 1985 noch 2,3 kg Futter für die Produktion eines Kilogramms Hühnerfleisch gebraucht, so sind es heute gerade mal 1,3 kg Futter. Alles spricht für die Hühnerproduktion. Die Kostenoptimierung erfolgt auch durch die globale Segmentierung in der Wertschöpfungskette. Die größten Hühnerfleischexporteure sind die Länder, in denen kostengünstig Futter produziert werden kann, wie Brasilien und die USA, während die Verarbeitung in Asien stattfindet, wo die Arbeitskraft weniger kostet.

Wenn in manchen Familien nur Schlegel gegessen werden oder in anderen nur Brustfleisch gekauft wird oder gar beim amerikanischen Super-Bowl-Wochenende in den USA sage und schreibe 1,2 Milliarden «chicken wings» gegessen werden, dann fragt man sich, was mit den anderen Teilen des Huhnes geschieht. Hier hilft die Globalisierung und damit regionale Präferenzen. In Europa und den USA wird das weiße Brustfleisch bevorzugt; im Gegenzug bevorzugen Asiaten Hühnerschenkel. Die Klauen werden nach China exportiert; alleine 300 000 Tonnen sind es jedes Jahr aus den Vereinigen Staaten. Die globalen Handelsströme stellen uns aber auch vor neue Herausforderungen, so der Handelsstreit zwischen den USA und Europa, der sich am sogenannten Chlorhühnchen entfacht. Die in den USA zulässige Oberflächenbehandlung der Schlachtkörper mit Chlor erlaubt es, bei der Verarbeitung der Hühnchen niedrigere Hygienestandards einzuhalten als diejenigen, die wir in Europa haben.

Die deutliche Intensivierung, die Konzentration und das Wachstum der Produzenten von Geflügelfleisch führen dazu, dass diese Industrie nicht als umweltfreundlich betrachtet wird. Der negative Einfluss auf die Umwelt resultiert aus einem schlechten Management des Mistes und Abfalls der Produktion sowie des Abfalls aus der Verarbeitung wie Blut, Knochen und Federn, aber auch Kadavern, Staub und Geruch. Der eigentlich wertvolle Dung übersteigt an den Entstehungsstellen den lokalen Bedarf um ein Vielfaches, und er enthält häufig Schwermetalle, Pathogene und Medikamente.

Aber bei allen Kritikpunkten, die man gegen die Massenhaltung von Geflügel vorbringen kann, man muss dabei immer berücksichtigen, dass das Geflügel selber und auch die Eierproduktion eine geringere Belastung für unsere Umwelt darstellen als die Befriedigung des Proteinhungers der stetig wachsenden Weltbevölkerung mit Schweinefleisch oder gar Rindfleisch. Die Produktion von Hühnerfleisch hat einen geringeren negativen Einfluss auf die Umwelt als die von Rind oder Schweinefleisch. Das liegt vor allem an einer sehr effizienten Umwandlung des Futters, einer raschen täglichen Gewichtszunahme und einer geringen Freisetzung von Methangasen aus dem Darm. Eindrucksvoll lässt sich dies an folgendem Beispiel darstellen. Wenn alle Amerikaner statt Rind nur noch Hühnchen essen würden, hätte dies einen solchen Effekt, als ob 26 Millionen Autos nicht mehr fahren würden. Bei 113 Millionen zugelassenen PKWs in den USA entspräche dies ¼ aller Autos in den USA. Unter einer globalen Betrachtung wäre dieser positive Beitrag vermutlich noch eindrucksvoller.

Es gibt noch mehr Gründe, in Sachen Nahrungsmittel- und Futtermittelsicherung umzudenken und nach neuen Ansätzen zu suchen. So beanspruchen Biotreibstoffe und nachwachsende Rohstoffe in Form von Getreide, Ölsaat und Zuckerrohr in Deutschland bereits 13 Prozent der landwirtschaftlichen Ressourcen. Dies führt zu einer kritischen Konkurrenz zwischen Tank und Teller.

Die Produktion von Bioenergie steht somit nicht nur in einem Spannungsverhältnis zum Schutz von Klima, Umwelt und biologischer Vielfalt – Stichwort Abholzung von Tropenwäldern. Sie konkurriert auch mit der Nahrungsmittelproduktion um begrenzt verfügbare natürliche Ressourcen, in erster Linie um landwirtschaftliche Flächen, Wasser und Energie. Gleichzeitig werden soziale Risiken für die lokale Bevölkerung erwartet beziehungsweise entstehen bereits, wenn zum Beispiel Kleinbauernfamilien gezwungen werden, ihre günstig gelegene Farm zugunsten von Plantagen aufzugeben. Außerdem fallen die Nettoenergiebilanz sowie die Treibhausgasbilanz für die verschiedenen Bioenergiepflanzen unterschiedlich und teilweise negativ aus. Durch Bioenergiegewinnung aus Zellulose kann sich die insgesamt kritische Bewertung zukünftig verändern, da die Konkurrenz zur Nahrungsmittelproduktion vermieden wird.

Da die Beimischungsquoten für Biokraftstoffe, die gegenwärtig in den Industrieländern verhandelt werden, nur erfüllt werden können, wenn Biomasse aus Entwicklungsländern importiert wird, hat die Politik beispielsweise der Bundesrepublik Deutschland oder der EU hohe ernährungs- und entwicklungspolitische Relevanz. Eine vorausschauende und frühzeitige politische Steuerung ist sowohl in Industrie- als auch in Entwicklungsländern dringend erforderlich.

Ein weiterer und immens wichtiger Faktor sind die Auswirkungen des Klimawandels auf die Landwirtschaft. Sie sind schon heute spürbar, sogar in Deutschland: Im Sommer fallen weniger «normale» Niederschläge, die aufgrund der zunehmend stärkeren Sonneneinstrahlung zudem oft verdunsten, bevor sie den Boden wässern können. Andererseits kommt es immer häufiger zu sogenannten Starkniederschlägen, die die Böden erodieren und somit die Erträge sinken lassen. Weltweit sind die wetterbedingten Verluste an landwirtschaftlicher Nutzfläche – durch Wüstenbildung und Dürre einerseits sowie Überschwemmungen und Erdrutsche andererseits – weit erheblicher.

Auch werden immer mehr Flächen bebaut. «Täglich», so ist dem *Vierten Bodenschutzbericht der Bundesregierung*[6] vom September 2017 zu entnehmen, «werden in Deutschland durchschnittlich rund 66 Hektar (2015) Boden als Siedlungs- und Verkehrsfläche neu ausgewiesen. Dies entspricht einem Flächenverbrauch von circa 94 Fußballfeldern» – wohlgemerkt: pro Tag und allein in Deutschland! Laut diesem Bericht hat sich weltweit die «je Kopf der Bevölkerung zur Verfügung stehende landwirtschaftliche Fläche [...] von 1961 (0,45 Hektar pro Kopf) bis heute (0,22 Hektar pro Kopf) halbiert»! Und ein Ende des Schwunds ist nicht in Sicht. Bis 2050, so die Prognose der FAO, wird sie auf 0,18 Hektar pro Kopf sinken. Die verbleibenden Böden verlieren überdies durch Erosion – unter anderem infolge der gerade erwähnten Starkniederschläge – wertvolle Nährstoffe und Humus, was nichts anderes heißt, als dass sie immer *weniger* Ertrag liefern.

All dies zusammengenommen ergibt ein erschreckendes Bild und zeigt, dass es höchste Zeit ist, nach neuen Ansätzen und Lösungswegen zu suchen, um dem drohenden Nahrungsmittelmangel entgegenzuwirken und vor allem die sogenannte Eiweißlücke zu schließen. Der klassische Ansatz, die Tierproduktion zu steigern, führt jedenfalls nicht zum Erfolg; das dürfte inzwischen klar sein.

Welche Möglichkeiten haben wir, um diese vom Fleischbedarf verursachte Krise mit ihren vielfältigen Aspekten zu meistern? Ein Ansatz wäre, den globalen Fleischkonsum zu mindern und die dadurch frei werdenden Agrarflächen für den Anbau von Feldfrüchten zu nutzen, mit denen man viel besser zur globalen Ernährung beitragen könnte. Das wäre die Option mit der höchsten Effizienz, ist aber auch diejenige, die am schwierigsten zu verwirklichen ist. Denn wer verzichtet schon gern? Vor allem auf etwas, das er sich mit zunehmendem Wohlstand endlich leisten kann? Es muss sich daher die Tierproduktion ändern, und es müssen Alternativen zu tierischem Eiweiß gefunden werden. In beiden Bereichen tut sich sehr viel.

Im Bereich der Viehhaltung werden verschiedene Methoden entwickelt, die Umweltbelastung zu reduzieren. So kann der Ausstoß von Treibhausgasen und Ammoniak schon allein dadurch vermindert werden, dass Dünger unmittelbar in den Boden eingearbeitet und für eine effektivere Abluftreinigung in Stallgebäuden gesorgt wird oder dass Güllelager ordentlich abgedeckt werden.

Ein weiterer Ansatz besteht darin, die «Produktionseffizienz» zu erhöhen. Dazu gehören eine bessere Futterqualität, eine Futterzusammensetzung, die eine geringere Emission des Magen-Darm-Traktes und des Mistes zur Folge hat, eine verbesserte Zucht und Tiergesundheit, eine verbesserte Nutzung des Mists durch Recycling der Nährstoffe und der Energie. Auch die Erhöhung des Anteils von Geflügel und Schwein gegenüber Rind und Schaf kann einen wesentlichen Effekt haben, da die Emissionswerte von Rind und Schaf bezogen auf ein Gramm Protein deutlich höher liegen als bei Schwein oder Geflügel.

Eine andere Möglichkeit ist sogenanntes In-vitro-Fleisch, auch «Laborfleisch» genannt: Fleisch, das aus tierischen Muskelstammzellen gezüchtet wird. «Clean meat», also «sauberes Fleisch», heißt es bezeichnenderweise im Englischen, da es unter keimfreien Bedingungen im Labor entsteht und keine Tiere dafür leiden müssen. Seinen Anfang nimmt In-vitro-Fleisch im Reagenzglas – daher die Bezeichnung. In großen Bioreaktoren, die ein bisschen so aussehen wie die Gärbottiche in Brauereien, «wachsen» die Zellen mithilfe einer Nährlösung dann zu «Fleisch» heran. Laborfleisch ist derzeit noch in der Entwicklungsphase. Das amerikanische Start-up Memphis Meats, der Pionier auf diesem Gebiet, stellte im Februar 2016 sein erstes Fleischbällchen aus dem Labor vor und präsentierte ein Jahr später bereits Hühnchenstreifen. Zu Beginn waren die Produktionskosten für solche Häppchen enorm hoch. Der erste Burger kostete stolze 250000 Dollar! Und Konsistenz und Geschmack ließen zu wünschen übrig. Das war im Jahr 2013. Vier Jahre später lag der rein rechnerische Preis aber schon bei nur noch zehn Euro, und bis zum geplanten Verkaufsstart im Jahr 2021 soll er auf das Niveau von dem für herkömmliches Fleisch sinken. Durch die Beimengung von Fettgewebe soll sich, so ließ Memphis Meat verlauten, der Geschmack deutlich verbessert haben und das Fleisch saftiger geworden sein. Immer mehr Start-ups steigen in dieses Geschäft ein und beteiligen sich an dem Wettlauf, wer die ersten Kunstfleisch-Burger auf den Markt bringt. Doch von kleinteiligem Hackfleisch oder Hühnergeschnetzeltem zu einem ordentlichen Steak oder einem Stück Bratenfleisch ist es dann immer noch ein weiter Weg.

In einer Untersuchung zur Umweltbilanz kam man zu der Schlussfolgerung, dass Zellkulturfleisch im Gegensatz zur konventionellen Fleischproduktion zwischen 7 und 45 Prozent weniger Energie und zwischen 82 und 96 Prozent weniger Wasser verbraucht, 78 bis 96 Prozent weniger

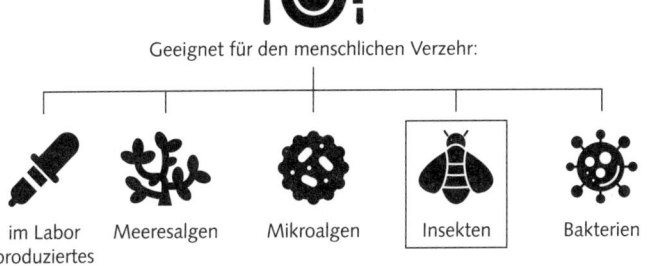

Geeignet für den menschlichen Verzehr:

| im Labor produziertes Fleisch | Meeresalgen | Mikroalgen | Insekten | Bakterien |

Abb. 1: Alternative Proteinquellen

Treibhausgase verursacht und 99 Prozent weniger Landfläche beansprucht – je nachdem, mit welchem tierischen Produkt es verglichen wurde.

Einen ganz wesentlichen Beitrag zur Ernährung der Weltbevölkerung können alternative Proteinquellen leisten. Mit einer Umstellung auf einen deutlich höheren Anteil pflanzlicher Nahrung könnten Treibhausgase und Landnutzung um bis zu 50 Prozent reduziert werden. Eine Vielzahl alternativer Proteinquellen wird diskutiert, darunter Raps, Hülsenfrüchtler (Leguminosen) wie Bohnen, Erbsen oder Linsen, Pilzproteine und Algen.

Rapssaat und Leguminosen werden vor allem in Europa häufig als Futterpflanzen verwendet. Sie sind gute Proteinquellen mit hochwertiger Eiweißzusammensetzung, und besonders Raps ist eine gute Fettquelle.

Auch Pilze eignen sich. Sie sind ebenfalls sehr reich an Eiweiß, enthalten aber kaum Fett. Die Anzucht ist zudem relativ einfach, und statt Agrarflächen reichen Bioreaktoren: Behälter, in denen die Pilze unter den für ihre jeweilige Art optimalen Bedingungen vermehrt werden.

Algen, ob die einzelligen, mikroskopisch kleinen Mikroalgen oder die mit bloßem Auge erkennbaren Makroalgen, gewinnen zunehmend an Bedeutung in der Futtermittel- und der Nahrungsmittelproduktion. Mit 350 000, vielleicht auch doppelt so vielen Arten – die Schätzungen variieren erheblich –, von denen nur eine sehr geringe Anzahl gegenwärtig genutzt wird, stellen Algen ein hohes Potenzial dar.

Algen können in Gewässern wie Ozeanen und Seen gezüchtet werden. Damit steht ihre Zucht in keiner direkten Konkurrenz zu den Nahrungs- und Futtermitteln, die auf Äckern und Feldern wachsen. Eine wesentliche Herausforderung ist ihre Akkumulation von Jod sowie von Schwermetallen wie Blei, Quecksilber, Kadmium und Arsen, da Algen nicht nur die «guten» Stoffe aus dem Wasser filtern. Zuchtbedingungen und Zusammensetzung der Algen bedürfen deshalb einer dauernden Kontrolle, denn wo diese nicht gewährleistet ist, bergen Algen als Nahrungsquelle für Mensch und Tier ernst zu nehmende Risiken.

Mikroalgen werden aufgrund ihres hohen Proteingehalts und einer einzigartigen Fettzusammensetzung als die nächste Generation von bio-basierter Nahrung für Mensch und Tier gesehen. Sie können in einem geschlossenen Kreislaufsystem gezüchtet werden, was eine konsistente und saubere Produktion ermöglicht, und ihre Zucht erzielt zudem hohe Erträge. Die Arten Spirulina und Chlorella werden als Nahrungsergänzungsmittel in Form von Kapseln, Tabletten oder Pulvern bereits seit Jahren heftig beworben. Die wichtigsten Makroalgen, die gegenwärtig gezüchtet werden, sind Rot-, Braun- und Grünalgen.

In der japanischen Küche sind Rotalgen seit Langem unter dem Namen «Nori» vertreten, in der westlichen Welt zählen sie seit Kurzem zum sogenannten Superfood. Sie sind wie alle Algen sehr proteinreich, enthalten viele Vitamine,

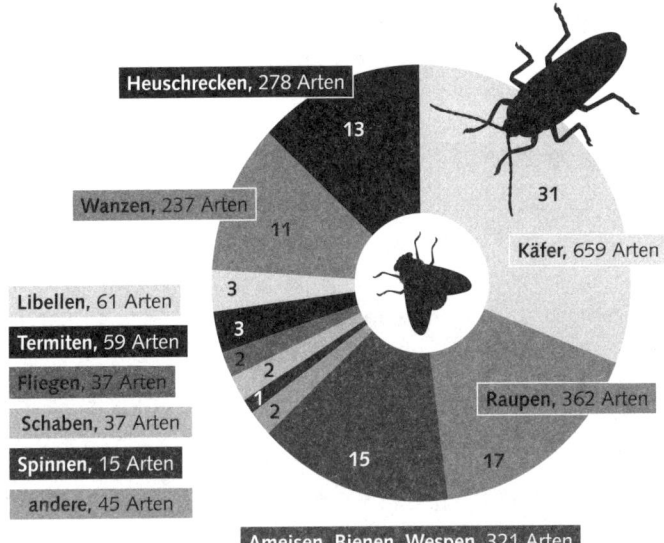

Heuschrecken, 278 Arten

13

31

Wanzen, 237 Arten

11

Käfer, 659 Arten

Libellen, 61 Arten

3

Termiten, 59 Arten

3

Fliegen, 37 Arten

2

2

Schaben, 37 Arten

1

2

Raupen, 362 Arten

Spinnen, 15 Arten

15

17

andere, 45 Arten

Ameisen, Bienen, Wespen, 321 Arten

Abb. 2: Verteilung der 2111 dokumentierten Insektenarten auf die verschiedenen Gruppen in Prozent

vor allem Vitamin C, und etliche Mineralstoffe – darunter dreimal so viel Kalzium wie eine Banane bei wesentlich weniger Kalorien! Eine von Professor Chris Langdon gezüchtete Rotalgensorte schmeckt gebraten sogar nach Bacon. Doch während herkömmlicher Speck hauptsächlich aus Fett besteht, kann Langdons Züchtung mit 16 Prozent Eiweiß aufwarten.

Und dann gibt es eben noch die Insekten als Proteinlieferanten. Von der einen Million bisher bekannter Insektenarten sind nach heutiger Erkenntnis je nach Quelle etwa 1400 bis mehr als 2000 essbar. Eine Ursache für die Spannbreite könnte in der Tatsache zu finden sein, dass ein und dieselbe Insektenart in verschiedenen Kulturen unterschiedliche Trivialnamen hat.

Da bis heute die meisten Insekten, die auf Tellern oder in Schüsseln landen, Wildfänge sind, gibt es nur wenige Daten, welche Arten in welcher Menge auf den Tisch kommen. Yde Jongema, Professor am Universitäts- und Forschungszentrum Wageningen, das sich auf Grundlagenforschung sowie angewandte Forschung auf dem Gebiet «Gesunde Ernährung und gesundes Lebensumfeld» spezialisiert hat, hat eine weltweite Inventur geleitet. Die Ergebnisse wurden in einer Liste mit insgesamt 2111 Arten essbaren Insekten 2017 veröffentlicht.[7] Demnach entfallen 31 Prozent auf Käfer (Ordnung *Coleoptera*), was nicht weiter verwunderlich ist, da sie 40 Prozent aller bekannten Insektenarten ausmachen; es sind allein 78 essbare Wasserkäfer der Familien *Dytiscidae*, *Gyrinidae* und *Hydrophilidae* bekannt. 17 Prozent entfallen auf Raupen von Schmetterlingen oder Motten *(Lepidoptera)*, 15 Prozent auf Hautflügler wie Wespen, Bienen und Ameisen *(Hymenoptera)* und 13 Prozent auf Heuschrecken *(Orthoptera)*, zu denen auch die Grillen und die Grashüpfer gehören. Einen geringeren Anteil (11 Prozent) haben Zikaden, Wanzen und Pflanzenläuse *(Hemiptera)*, Termiten *(Isoptera,* 3 Prozent), Libellen (*Odonata*, 3 Prozent), Fliegen (*Diptera*, 2 Prozent) und andere Ordnungen (5 Prozent). Die meisten essbaren Insekten findet man in tropischen Ländern. In Europa und in Nordamerika kommen nur gut eine Handvoll Arten vor. In den USA sind es zwei Arten, in Kanada eine, in Frankreich ebenfalls eine und in Italien vier.

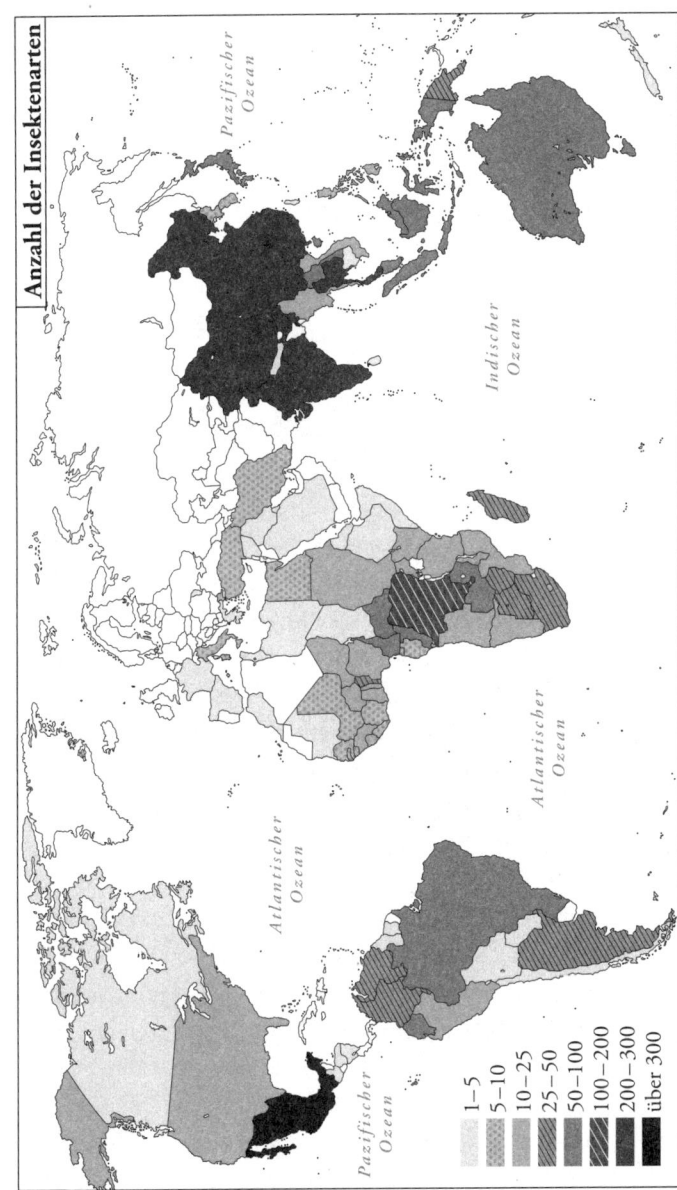

Anzahl der Insektenarten

1–5
5–10
10–25
25–50
50–100
100–200
200–300
über 300

Pazifischer Ozean

Atlantischer Ozean

Indischer Ozean

Atlantischer Ozean

Pazifischer Ozean

Abb. 3: Globale Verbreitung der essbaren Insekten

Essen Sie Honig?

Während Insekten für etwa ein Drittel der Weltbevölkerung Teil der alltäglichen Ernährung sind, sind sie in Europa und den USA weitgehend ein Nahrungstabu. Obwohl sich eine Art Insektenhype anzubahnen scheint, stößt man, wenn man dieses Thema anspricht, in der Regel auf Vorbehalte oder gar heftige Ablehnung. Würmer essen? Käfer? Nie im Leben!

Obwohl es viele von uns bei dem Gedanken an den Verzehr von Insekten vor Abscheu schütteln mag, ist es eine Tatsache, dass auch wir Insekten essen. Auch Sie haben schon Insekten verzehrt. Nein? Doch, haben Sie! Da würde ich mit Ihnen wetten. Und ich rede hier nicht von einem mithilfe von Gummilackschildläusen hübsch glänzend gewachsten Apfel oder eines dank Cochenilleschildläusen eingefärbten Joghurts. Und selbst wenn Sie ein eingefleischter Stubenhocker sind, nehmen Sie zumindest Teile von Insekten zu sich. Und zwar geschätzt 250 Gramm im Jahr, Vegetarier und Veganer sogar das Doppelte, so Paul Vantomme von der FAO. Denn es finden sich Insektenteile in Obst- und Gemüsesäften, in Marmelade, Tomatenprodukten, Nudeln, Schokolade, Erdnussbutter und Nusscreme, um nur einige wenige Lebensmittel zu nennen. Dahinter steckt keine mutwillige Missachtung von Reinheitsgeboten seitens der Lebensmittelindustrie oder auch der kleineren Produzenten. Es liegt daran, dass Insekten mit der Ernte der Rohprodukte eingefahren werden und in der Produktion nur bedingt entfernt werden können. Es sei, so Vantomme, schlicht unmöglich, Insekten zu 100 Prozent aus dem Nahrungsmittelsystem auszuschließen.

Die EU scheint sich mit diesem Thema erstaunlicherweise noch nicht sonderlich beschäftigt zu haben. Jedenfalls stößt man bei Nachfragen auf Unwissenheit oder Unverständnis. Im *Deutschen Lebensmittelbuch*, einer Sammlung von Leitsätzen, in denen Herstellung, Beschaffenheit und Merkmale von Lebensmitteln beschrieben werden, findet man allenfalls zu einzelnen Naturprodukten wie zum Beispiel Trockenobst die Regelung, dass sie, «soweit technisch möglich», frei von Schädlingen sein sollen. Auf gut Deutsch: Es dürfen keine Insektenteile enthalten sein – außer wenn es sich nicht vermeiden lässt. Die USA sind da weiter. Die amerikanische Behörde für Lebensmittel- und Arzneimittelsicherheit – die Food and Drug Administration (FDA) – hat Höchstgrenzen für Insektenfragmente in Produkten von A wie *Allspice* (Piment) bis W wie Weizenmehl festgelegt. Hier ein paar Beispiele, was enthalten sein darf:
– Erdnussbutter: 30 Insektenteile je 100 Gramm,
– Fruchtsäfte (in Dosen): 5 Fruchtfliegeneier *und* 1 bis 2 Fruchtfliegenlarven pro 250 Milliliter,
– Hopfen zur Bierherstellung: bis zu 2500 Blattläuse auf 10 Gramm,
– Nudeln: 225 Insektenteile je 225 Gramm; anders formuliert: 1 Insektenteil auf 1 Gramm Nudeln!
– Schokolade: 60 Insektenteile je 100 Gramm,
– Weizenmehl: 75 Insektenteile pro 50 Gramm.

Diese Grenzwerte wurden nicht etwa festgelegt, weil bei ihrer Überschreitung eine Gesundheitsgefährdung für den Menschen bestünde, sondern, wie die FDA selbst schreibt, aus «ästhetischen» Gründen. Das bedeutet: weil die Insektenteile sonst möglicherweise vom Verbraucher wahrgenommen und als eklig empfunden werden könnten.

Eigentlich ist es höchst seltsam, dass uns der Gedanke, wir könnten unabsichtlich oder unwissentlich Insekten zu uns nehmen, so sehr schreckt, ganz zu schweigen davon, es bewusst zu tun, denn es gibt zahlreiche Nachweise, dass nicht nur asiatische, afrikanische oder andere Völker, sondern ebenso wir Europäer und somit ja auch die frühen «Amerikaner» über Jahrhunderte hinweg Insekten gegessen haben – und dies nicht etwa, um nicht Hungers zu sterben, sondern weil man sie schlichtweg delikat fand.

Bei den alten Griechen etwa waren manche Insektenarten zwar ein Essen der Armen, andere hingegen ein Gaumenschmaus, den sich nur die Wohlhabenden leisten konnten. So berichtet der griechische Gelehrte Aristoteles (384–322 v. Chr.), dass das einfache Volk Grashüpfer und Heuschrecken esse (das Verspeisen von Heuschrecken erwähnen unter anderem auch Aristophanes, Plutarch und Kirchenvater Hieronymus), während sich die oberen Zehntausend Zikaden gönnten. Diese, so erfahren wir in Aristoteles' *Historia Animalium*, schmeckten am besten vor der letzten Larvung. Sind sie ausgewachsen, seien zunächst die männlichen Tiere besser, nach der Paarung aber die Weibchen mit ihren Eiern.

Von Plinius dem Älteren, einem Schriftsteller und Naturforscher aus dem 1. Jahrhundert n. Chr., wissen wir, dass auch im alten Rom Insekten auf dem Teller landeten. Im fünften Band seiner *Naturalis historia* schreibt er: «... der große [Wurm] aus der Eiche Robur wird für eine delikate Speise gehalten. Er heißt Cossus und wird fetter, wenn man ihn mit Mehl mästet.» Es wurde in der Vergangenheit viel darüber gestritten – und ist meines Wissens bis heute nicht geklärt –, von welchem «Cossus» Plinius da geschrieben hat. Carl von Linné glaubte, es müsse die Raupe des Weidenbohrers gemeint sein, deren wissenschaftlicher Name *Cossus ligniperda* L. lautet. Dem hielten andere entgegen, dass diese Raupe einen ätzenden Saft ausscheide und einen scharfen Geruch verströme. Das tut Knoblauch aber auch, und den essen die meisten von uns trotzdem – oder gerade deswegen – sehr gern. Andere Autoren ignorierten Plinius' Bezeichnung «Cossus» und tippten auf die Larven des Großen Eichenbocks, des Nashorn- oder des Maikäfers, die aber alle zu anderen Käferfamilien gehören. Es ist letztlich auch egal, welches Getier genau Plinius meinte, wichtig für uns ist, dass ein Insekt im Römischen Reich als «delikate Speise» galt.

Noch Jahrhunderte später verspeisten deutsche Landsknechte in Italien gebratene Seidenraupen – «mit sichtbarem Genuss», wie Ulisse Aldrovandi, der Urvater der Insektenkunde, in seinem 1602 erschienenen Werk *De Animalibus Insectis* berichtet.

Ein nicht nur bei den Ureinwohnern Amerikas, sondern auch bei den ersten europäischen Siedlern beliebter Snack waren «Desert Fruitcakes», der Vorläufer des Müsliriegels: Dazu wurden die Larven der Pandoramotte, Heuschrecken und Mormonengrillen über dem Feuer geröstet, dann zerkleinert und mit Pinienkernen, Grassamen und Wildbeeren zu Kuchen geformt und getrocknet.

Wer jetzt einwendet, das sei ja alles lange her, dem muss ich leider entgegenhalten, dass bis Mitte des 20. Jahrhunderts – und das liegt nun wirklich nicht lange zurück – in Deutschland und Frankreich das Verspeisen von Maikäfern gang und gäbe war. Man kannte sie gezuckert oder kandiert als Naschwerk. Und wenn sie mal wieder in Scharen auftraten, wie noch in den 50er-Jahren, kamen sie als Suppe auf den Tisch. Dazu wurden die Flügel und die Beine abgezupft, die Körper grob zerstoßen und in etwas Fett geröstet. Dann wurde die Masse mit Brühe abgelöscht und nach Wunsch das Ganze durch ein Sieb passiert. Maikäfer sollen im Übrigen wie Krabben schmecken – und die mögen ja die meisten von uns.

Ein aktuelleres und im wahrsten Sinn des Wortes höchst lebendiges Beispiel findet sich in Italien, genauer gesagt auf Sardinien. Hier gibt es den berühmt und berüchtigten Casu Marzu, den, wörtlich übersetzt, «verdorbenen Käse». Dieser Schafskäse erhält seine schleimige Konsistenz und den ausgeprägten Geschmack durch die lebendigen Larven der Käsefliege. Dazu werden zahlreiche Löcher in die Rinde eines reifen Pecorino Sardo gebohrt und dann im Freien aufbewahrt. Es dauert nicht lange und die Fliegen kommen und legen ihre Eier im Käse ab. Die Maden wachsen heran und ernähren sich vom Käse. So verändern sich Konsistenz und Geschmack. Wenn man glaubt, er könne in einem Laden in Cagliari oder Olbia gekauft werden, der irrt sich. Diesen Käse gibt es nur bei bestimmten Bauern und die sind ein Geheimtipp. Aufgrund möglicher hygienischer Herausforderungen darf der Käse in der EU nicht in den Handel gebracht werden. Und in der Tat: Die lebendig verschluckten Larven können ein Gesundheitsrisiko für den Menschen darstellen.

Der Würchwitzer Milbenkäse aus Sachsen-Anhalt, der heute noch nach einem jahrhundertealten Rezept hergestellt wird, ist ähnlich. Milben sind für diese Spezialität nicht nur unerlässlich, sie werden auch mitgegessen, und zwar lebend. Aber wir wissen ja, Milben sind keine Insekten, sondern sie gehören zu den Spinnentieren.

Um es auf den Punkt zu bringen: Unsere Abneigung gegen Insekten als Lebensmittel ist relativ neu. Und ich frage mich immer wieder, woher sie kommt. Wir essen doch sonst alles Mögliche, dessen Herstellungsprozess uns eigentlich schaudern lassen müsste oder das auf den ersten – und oft auch auf den zweiten – Blick eher gruselig aussieht. Zugegeben, der Würchwitzer Milbenkäse ist eher etwas für eingefleischte Kenner, denn sein leicht bitterer Geschmack und sein salmiakartiger Geruch sind wahrlich nicht jedermanns Sache. Aber grundsätzlich ist Käse ja nichts anderes als «verdorbene» Milch. Oft ist er auch noch von weißem, blauem oder grauem Schimmel bedeckt, manchmal zieht sich der Pilz sogar durch das Innere, sodass man ihn nicht einmal abkratzen kann. Und trotzdem essen wir ausgesprochen gern Käse: In Deutschland liegt der jährliche Pro-Kopf-Verbrauch bei um die 24 Kilogramm (Stand 2016).

Honig ist auch ein nettes Beispiel: Die Bienen sammeln Nektar und lagern ihn im sogenannten Honigmagen. Während des Rückflugs zum Bienenstock wird der Nektar durch Enzyme in Frucht- und Traubenzucker aufgespalten. Wieder «zu Hause», würgt die Biene den halb verdauten Nektar hoch. Dann übernehmen Arbeitsbienen die Weiterverarbeitung. Auch sie nehmen den Nektar auf und würgen ihn wieder aus. Das geschieht mehrere Male, wobei jedes Mal Speichel beigemischt wird und der Nektar im Honigmagen mit Fermenten angereichert wird. Von Mal zu Mal wird die Masse zähflüssiger. Wenn sie eine bestimmte Konsistenz erreicht hat, wird durch die Luftbewegung der Flügel die Restfeuchte entfernt und der Honig in Waben verschlossen. Honig besteht so gesehen aus viel Speichel und Mageninhalt der Bienen. Und ist trotzdem so herrlich süß und lecker und fehlt auf kaum einem Frühstückstisch.

Auch viele seltsam aussehende Tierarten haben wir gern auf unserem Teller. Manche von uns lieben Schnecken, andere Muscheln, essen sie sogar roh, mit Vorliebe die Auster. Und Krustentiere, ob Krabben, Garnelen, Krebse oder Hummer, schätzen wir als Gaumenschmaus und sind bereit, für manche dieser Köstlichkeiten richtig viel Geld auf den Tisch zu legen. Dabei sehen manche dieser Tiere aus der Nähe betrachtet eigentlich gar nicht so anders aus als viele Insektenarten. Tatsächlich gehören Insekten und Krustentiere demselben Stamm – dem der Gliederfüßer (Arthropoden) – an. Europäer und Amerikaner essen Arthropoden, wie es scheint, aber nur dann gern, wenn sie aus dem Wasser kommen. Einen weiteren überlegenswerten Punkt brachte Vincent Holt bereits 1885 in seinem kleinen Büchlein *Why Not Eat Insects?* («Warum keine Insekten essen?») zu Papier: Pflanzenfressende – also die meisten – Insekten ernähren sich quasi vegetarisch, während zum Beispiel Hummer reine Aasfresser sind. Und doch lehnen wir Insekten ab und essen Hummer mit Genuss. Ist das nicht kurios?

Ja und nein, denn die Nahrungswahl ist ein komplexer Prozess. Insekten sind nicht die einzige Nahrung, die Menschen – zumindest die im Westen – ablehnen, und der Mensch wiederum ist nicht die einzige Spezies, die Auswahlkriterien hinsichtlich ihrer Nahrung besitzt. Auch Schimpansen zum Beispiel zeigen ein hohes Maß an Selektivität, was sie in der einen Region fressen und in der anderen nicht. Was immer wir essen, wird – von höchst seltenen Ausnahmefällen abgesehen – nicht von Nährstofftabellen, Kalorienwerten oder ausgeglichenen Diätplänen bestimmt, sondern ist durch Religion, Erziehung, Tradition oder Moden und unsere Umwelt konditioniert – mit einem Wort: durch unsere Kultur. Wenn diese Ernährungsgewohnheiten einmal etabliert sind, sind sie sehr widerstandsfähig gegenüber Veränderungen. Das sieht man sehr eindrucksvoll bei Kindern. In ihren frühen Lebensjahren essen sie *erst* etwas und entscheiden *dann*, ob es ihnen schmeckt. Als ich vor einigen Jahren mit der Zucht von Mehlwürmern begann, brachte ich einmal welche mit nach Hause und briet sie in Sesamöl schön knusprig. Mein damals fünfjähriger Sohn war bereit, sie zu probieren – und fand sie lecker. Meine drei älteren Kinder jedoch weigerten sich, sie überhaupt nur zu kosten.

Das Problem mit Insekten ist also nicht ihr Geschmack oder ihr ernährungsphysiologischer Wert, sondern sind unsere Vorurteile und (Ess-)Gewohnheiten.

Exkurs: Wer frisst die meisten Insekten?

Dass Vögel Insekten fressen, ist hinlänglich bekannt. Aber wie viele sie essen, ist weniger bekannt. Das liegt vor allem daran, dass wir sowohl, was die Anzahl der insektenfressenden Vögel betrifft, als auch die Menge, die die jeweilige Art frisst, auf Schätzungen angewiesen sind. Eine Forschergruppe der Universität Basel in der Schweiz hat dazu erst kürzlich eine Veröffentlichung vorgelegt.[8] Was sie da in Zahlen zusammenfassen, ist unvorstellbar. Das, was insektenfressende Vögel – etwa die Hälfte aller lebenden Vogelarten – jährlich an Insektenbiomasse fressen, entspricht etwa dem Äquivalent dessen, was alle Menschen auf diesem Planeten zusammen an Fleisch und Fisch essen. Die gesamte gefressene Biomasse wird damit auf 400 Millionen Tonnen jährlich geschätzt. Wenn man das in Relation zum kumulativen Körpergewicht aller insektenfressenden Vögel setzt, das etwa 3 Millionen Tonnen beträgt, dann frisst ein Vogel mehr als das 100-Fache seines eigenen

Körpergewichtes. Die Daten beruhen auf den Parametern, was jede Vogelart frisst, wie groß ihr Energiebedarf ist und wie viele es von der jeweiligen Art gibt. Die meisten Insekten werden von Vögeln gefressen, die in Wäldern ihre Nahrung suchen, aber nur etwa 25 Prozent von Vögeln, die in Feldern und Wiesen, in der Savanne oder in Wüsten und der Tundra leben.

Eine große weitere Gruppe, die die Insekten als Nahrung nutzen, sind Spinnen und andere insektenfressende Insekten, wie bestimmte Ameisen. Allein Spinnen fressen im Jahr schätzungsweise sogar 400–800 Millionen Tonnen Insekten. Auch Fledermäuse, Primaten, Frösche, Salamander und Eidechsen sind wichtige, aber weniger wirkungsvolle Fressfeinde von Insekten. Ihr Wirkungsfeld ist eher auf bestimmte Habitate eingeschränkt.

Die enorme globale ökologische Bedeutung insektenfressender Vögel liegt darin, dass sie als Fressfeinde vorwiegend pflanzenfressende Schadinsekten reduzieren und dadurch die Ernteschäden reduzieren. Aber auch bei der Übertragung von Krankheiten wie Malaria ist die Bedeutung der Vögel unschätzbar.

Die eindrucksvollen Zahlen zeigen die große ökologische und ökonomische Bedeutung sowohl der insektenfressenden Vögel als auch der den Vögeln als Fressen dienenden Insekten.

Unsere Vorurteile und was dahintersteckt

Innerhalb einer Ordnung sind diejenigen Arten, die Insekten fressen, denjenigen, die keine fressen, überlegen.

Julien-Joseph Virey, französischer Physiologe und Pharmakologe

Marvin Harris (1927–2001), zu Lebzeiten einer der populärsten Anthropologen, sah eine Antwort auf die Frage, warum Europäer Insekten als Nahrung ablehnen, in «ökologisch bedingten Zwängen und Chancen» begründet. In seinem Buch *Wohlgeschmack und Widerwillen. Die Rätsel der Nahrungstabus* (Stuttgart 1988) vertrat er die These, dass die Jagd auf Insekten sich in unseren Regionen nie lohnte, da hier zu wenig große, schwarmbildende Arten vorkommen. Anders formuliert: Nur Insekten, die in einer bestimmten Größe *und gleichzeitig* in Schwärmen vorkommen, sind als Nahrungsquelle interessant. Ein weit besseres Kosten-Nutzen-Verhältnis wiesen da in unseren Breiten essbare Nutztiere wie Rind, Fleisch oder Huhn auf sowie jagdbares Wild, etwa Rehe, Hirsche oder Wildschweine, die uns als Lieferanten für Kalorien und Proteine zur Verfügung standen. Also: Wenn eine natürliche Umgebung arm an Insekten ist und gleichzeitig andere Nahrungsquellen vorhanden sind, werden im Zweifelsfall keine Insekten gejagt beziehungsweise gesammelt.

All dies erklärt aber nicht die Tabuisierung und die Ablehnung. Ein weiterer Aspekt, so Harris, sei auch, ob die

Tierart von Nutzen ist oder eher schädlich. Insekten halten wir, mit Ausnahme der Bienen, zumeist für schädlich: Sie fressen unsere Ernte, sie fressen vor unserer Nase unser Essen vom Teller weg, sie beißen und stechen, verursachen Juckreiz und Schwellungen und trinken unser Blut. Manche von ihnen übertragen Krankheiten wie Malaria oder den gefährlichen Zika-Virus. Das ist zwar richtig, doch die meisten Menschen vergessen dabei, dass unsere landwirtschaftlichen Nutztiere ebenfalls Krankheiten verbreiten können. Man denke nur an die umgangssprachlich als «Rinderwahn» bezeichnete Bovine spongiforme Enzephalopathie (kurz BSE) und die Creutzfeldt-Jakob-Krankheit, an die Vogel- oder die Schweinegrippe, an Salmonellose, Toxoplasmose oder Trichinellose. Dies ungeachtet aller Lebensmittelkontrollen und einer generell hohen Lebensmittelsicherheit in Europa – und obwohl wir keine Insekten essen! Ich greife als Beispiel die Salmonellose heraus: Allein in der Europäischen Union gab es im Jahr 2016 4786 Salmonellose-Erkrankungen, die durch Salmonellen in Lebensmitteln, vorwiegend Eiern und Geflügel, ausgelöst wurden, wie das ECDC – das Europäische Zentrum für die Prävention und die Kontrolle von Krankheiten – in einer Pressemitteilung im Dezember 2017 mitteilte.[9]

Bei Wildfängen ist ein gewisses Maß an Vorsicht geboten, doch die Zucht von Insekten stellt alles in allem im Vergleich zu der von Wirbeltieren ein weit geringeres Risiko dar, Infektionen auf den Menschen – oder auch auf Nutzvieh und Wild – zu übertragen. Laut FAO sind keine Fälle bekannt, dass durch den Verzehr gezüchteter Insekten (vorausgesetzt, dass dieselben hygienischen Bedingungen wie bei der Handhabe anderer Lebensmittel herrschen) Krankheiten oder Parasiten auf den Menschen übertragen worden wären. Paul Vantomme von der FAO erklärt, warum: Gerade weil sie dem Menschen genetisch so fremd sind, gibt es kaum Erreger, die aus der Insektenzucht heraus die Gesundheit des Menschen gefährden könnten. Das ist vielleicht sogar der größte Gesundheitsvorteil der Nutzinsekten. Das heißt jedoch nicht, dass nicht das Krankheitsrisiko durch Pilz- oder Virusinfektionen bei den Insekten selbst steigt, wenn bei «großindustrieller» Zucht die Tiere auf zu engem Raum gehalten werden. Das ist bei Insekten nicht viel anders als bei anderem Mastvieh.

Die Übertragung von Erkrankungen auf den Menschen wie auch die Gefahr allergischer Reaktionen ist allerdings ein Feld, das, wie auch die FAO einräumt, weitere Forschung erfordert. Mehr dazu im Kapitel «Risiken des Verzehrs von Insekten».

Der schlechte Ruf, den Insekten als Nahrungsquelle bei uns haben, beruht auch auf der Annahme, dass Insekten giftig sind. Eine Annahme, die nur auf eine Handvoll Arten zutrifft. Eine einfache Faustregel hilft: Man meide haarige, spinnenartige und farbenprächtige Insekten.

Wieder andere finden wir schlicht unappetitlich, etwa Schmeißfliegen und Küchenschaben, oder wir wollen sie nur nicht in unserer Küche haben, zum Beispiel Ameisen. Viele denken jetzt vielleicht auch an Spinnen, die aber sind schon allein wegen ihrer acht Beine keine Insekten.

Vielfach werden Insekten bei uns auch deshalb abgelehnt, weil ihr Verzehr mit Jäger-und-Sammler-Kulturen wie den Aborigines in Australien oder den San im südlichen Afrika assoziiert und deshalb als «primitiv» bewertet wird. Auch herrscht oft die Meinung vor, dass Insekten selbst bei «primitiven» Völkern nur Nahrung in Notzeiten seien, wenn die Felder verdorrt sind und auch Flüsse und Wälder keine Nahrung mehr liefern oder wenn die Ernte oder der Erwerb von Nahrung sehr schwierig oder gar nicht mehr möglich ist.

Ein hingegen gewichtiges Argument ist, dass Insekten mit Pestiziden belastet sein können. Dies betrifft jedoch vor allem Wildfänge in Gebieten, in denen Pflanzenschutzmittel eingesetzt werden, nicht jedoch Insekten aus Zuchthaltung. Insofern kann hier Entwarnung gegeben werden. Auch dazu mehr.

Die Frage nach der grundsätzlichen Akzeptanz oder Ablehnung von Insekten als Nahrungsmittel muss auch unter einem anderen Aspekt differenziert betrachtet werden: dem der Kultur. Ich hatte die kulturelle Prägung unserer Essgewohnheiten ja schon kurz angesprochen. In einer interkulturellen Studie von Hui Shan Grace Tan vom niederländischen Universitäts- und Forschungszentrum Wageningen (Wageningen Universiteit en Researchcentrum, kurz WUR) und Kollegen wurden im Jahr 2015 acht Verbrauchergruppen zu Insekten als Nahrungsmittel befragt, und zwar je vier Gruppen in zwei Ländern, die sich in Sachen Ernährung sehr wesentlich unterscheiden: die Niederlande und Thailand. Die Gruppen bestanden sowohl aus Teilnehmern, die bereits Insekten gegessen hatten, als auch solchen, die noch keine Erfahrung mit diesem Lebensmittel hatten. In erster Linie war, so stellte sich dabei heraus, für die Niederländer die Nachhaltigkeit ein wichtiges Argument, während die Thailänder sich die meisten Gedanken über den Geschmack und die Zubereitungsart machten.

Auch was die Insektenarten betraf, gab es interessante Unterschiede. Thailänder bevorzugten Ameisenlarven, Heuschrecken und Wasserkäfer und lehnten Mehlwürmer, Mopane-Raupen und Witchetty-Maden ab, die keinerlei Ähnlichkeiten mit den in Thailand üblichen Nahrungsinsekten haben und die sie mit verdorbener Nahrung assoziierten. Holländer dagegen waren mit Mehlwürmern durch die aktuelle Nachhaltigkeitsdiskussion vertraut und gaben ihnen wohl auch deshalb als möglicher Nahrung den Vorzug. Wäre die Befragung in Deutschland statt in den Niederlanden durchgeführt worden, wäre es vermutlich zu einem vergleichbaren Ergebnis gekommen, denn meine eigenen Erfahrungen zeigen mir ein sehr ähnliches Bild: Wenn ich Vorträge zum Thema Insekten als Nahrung der Zukunft halte und am Schluss eine Verkostung anbiete, greifen die Zuhörer eher zu den gebratenen Mehlwürmern oder den Produkten aus Mehlwürmern als zu den frittierten Heuschrecken.

Meine häufigen Vorträge vor sehr unterschiedlichem Publikum verbinde ich in der Regel mit einer kleinen wissenschaftlichen Studie. Zu Beginn frage ich die Teilnehmer, wer von ihnen schon einmal Insekten gegessen habe und wer von denen, die noch keine Gelegenheit dazu hatten, bereit wäre, es einmal auszuprobieren. Im Schnitt hat etwa ein Drittel der Teilnehmer bereits – in der Regel – positive Erfahrungen mit dem Verzehr von Insekten gemacht. Von den verbleibenden zwei Dritteln lehnen es etwa 80 Prozent ab, Insekten zu essen. Wenn es zum krönenden Abschluss meiner Vorträge leckere Insektensnacks gibt, ist jedoch die Hälfte derjenigen, die dem Ganzen anfangs negativ gegenüberstanden, bereit, Insekten zu probieren. Meine Befunde decken sich im Großen und Ganzen mit dem, was man in verschiedenen wissenschaftlichen Untersuchungen ermittelt hat: dass Menschen nach positiven Erkenntnissen eher bereit sind, Insekten zu essen.

Auch soziodemografische Aspekte spielen offenbar eine Rolle dabei, ob Insekten als Nahrungsmittel akzeptiert werden. Männliche und jüngere Verbraucher sind eher bereit,

Insekten zu probieren, In einer 2018 erschienenen Bachelor-arbeit (v. Bernstorff[10]) wurden 520 deutsche Verbraucher hinsichtlich ihrer Bereitschaft befragt, bestimmte Mehl-wurmprodukte zu essen. Die Ergebnisse sind, glaube ich, sehr bezeichnend und geben die Situation gut wieder. Der typische Konsument mit hoher Bereitschaft, solche Pro-dukte zu probieren, ist jung, männlich, gebildet und wohl-habend. Allerdings war die Bereitschaft dann am größten, wenn die Mehlwürmer zu Mehl gemahlen und dann ent-weder zu Keksen oder Nudeln verarbeitet waren. Und die Hemmschwelle war am höchsten bei Schokolade mit gan-zen Mehlwürmern oder gefriergetrockneten Mehlwürmern, wenn die Insekten also sofort als solche erkennbar waren.

Mehlwürmer beziehungsweise wohl eher Mehlwurm-mehl wären demnach wohl die besten Produkte, wenn man Deutsche – oder generell Europäer – an die Entomophagie heranführen möchte. Doch was ist der beste Weg? Norman Pirie (1907–1997), ein britischer Biochemiker und Virologe, machte in *Food Resources* einen Vorschlag, wie man Insek-ten als neues Nahrungsmittel einführen könnte: durch «vor-bildliches» Essverhalten der Privilegierten.[11] Denn was die Reichen essen, möchten auch die weniger Begüterten gern auf dem Teller haben. Dazu gibt es eine nette Legende: Um der im 18. Jahrhundert noch relativ unbekannten Kartoffel zu Aufmerksamkeit bei seinen Untertanen zu verhelfen, soll der gewiefte Preußenkönig Friedrich der Große die An-denfrucht auf seinem eigenen Grund anbauen und von Sol-daten bewachen haben lassen. Wie von ihm erhofft, dachten die Bauern, es müsse etwas besonders Edles sein, was da rund um die Uhr gesichert auf des Königs Äckern wuchs. Und so schlichen sie sich unter den Augen der vermeintlich unaufmerksamen Wächter auf die Felder, gruben die Pflanzen aus der hochherrschaftlichen Erde und setzten sie auf ihrem eigenen Boden wieder ein. Doch wie gesagt, ist das eine Legende. Tatsächlich bedurfte es mehrerer «Kartoffelbefehle» seitens Friedrichs des Großen, um den Anbau des nahrhaften Nachtschattengewächses zu etablieren, denn die Preußen standen der neuen Ackerfrucht höchst skeptisch gegenüber – ganz nach dem Motto: Was der Bauer nicht kennt, das isst er nicht.

Piries Idee, den Verzehr von Insekten von «oben nach unten» anzukurbeln, ist grundsätzlich nicht schlecht, denn in der Regel ist das die übliche Stoßrichtung. Auf umgekehrtem Weg funktioniert es seltener, da der Mensch ja ungern freiwillig die soziale Treppe hinabsteigt, und sei es auch nur in Sachen Lebensmittel. Nichtsdestotrotz kommt es vor, so etwa bei der schon erwähnten Mopane-Raupe. Die fingerdicke Larve eines Schmetterlings aus der Familie der Pfauenspinner, der im südlichen Teil des afrikanischen Kontinents heimisch ist, war früher ein reines Arme-Leute-Essen. Heutzutage findet man Mopane-Raupen immer häufiger auf der Speisekarte von Edelrestaurants, ob in Namibia als *Omagungu*, in Südafrika als *Mashonzha*, in Botswana als *Phane*, in Simbabwe als *Macimbi* oder in Sambia als *Finkubala*. Ein anderes – und klassisches – Beispiel ist Hummer. Hummer war während der Kolonialzeit an der amerikanischen Ostküste ebenfalls ein Arme-Leute-Essen. Die Krustentiere waren so zahlreich, dass man sie einfach mit der Hand aus dem seichten Küstenwasser aufsammeln konnte, und daher spottbillig. Sie wurden Gefangenen und auch dem Hauspersonal so oft vorgesetzt, dass Letztere sogar einmal streikten, bis ihnen vertraglich zugesichert wurde, dass sie nicht öfter als dreimal die Woche Hummer essen mussten. Man wird selbst der größten Leckerei irgendwann überdrüssig, wenn sie tagtäglich auf dem Teller landet, und wer sich nach einem Tag voll schwerer Arbeit abends hungrig an den Tisch setzt, will nicht erst mühsam harte Panzer und Scheren knacken, um an ein bisschen Fleisch zu kommen. Auch Flusskrebse und Lachse waren früher übrigens nur etwas für die Armen.

Verstehen Sie mich nicht falsch: Es ist nichts verwerflich daran, sich vorwiegend von Fleisch und Kartoffeln zu ernähren, aber es ist traurig, wenn wir eine solche Ernährung als einer anderen überlegen betrachten. Und es bringt uns auch um Genuss, denn die Welt birgt unendlich viele nahrhafte und vor allem delikate Nahrungsmittel, die wir Europäer nur wegen unserer Vorurteile nicht essen. Julien-Joseph Virey, ein berühmter französischer Physiologe und Pharmakologe des 19. Jahrhunderts, widmet in seinem zweibändigen Werk *Histoire Naturelle du Genre Humain* (1800 oder 1801) schon damals ein Kapitel der Frage, warum Menschen Insekten essen sollen, und kommt zu folgender Schlussfolgerung: «Der Mensch soll Insekten essen. Nichts in seinem anatomischen Aufbau noch in seinen physiologischen Abläufen (des Menschen) spricht dagegen. Er soll Insekten essen. Zum einen, weil seine Verwandten, die Primaten, und seine Vorfahren, die Fledermäuse, es tun.» Und er folgert weiter: «Innerhalb einer Ordnung sind diejenigen Arten, die Insekten fressen, denjenigen, die keine fressen, überlegen, sowohl hinsichtlich des perfekteren Organismus als auch ihrer Intelligenz.»

Ich hatte es schon angesprochen: Eigentlich darf keiner, der Weinbergschnecken, Langusten, Tintenfische, Krabben und Ähnliches isst, zimperlich sein, wenn es um das Verkosten zum Beispiel einer leckeren Raupe geht. Der wesentliche Punkt ist aber, dass Insekten nicht in ihrer ursprünglichen Form verzehrt werden müssen. Viele Vegetarier, aber auch Menschen, die nicht ganz auf Fleisch verzichten wollen, jedoch ihren Fleischkonsum einschränken möchten, greifen zu Produkten, die zwar kein Fleisch enthalten, aber so aussehen und so schmecken. Die Zeiten, in denen mehr oder weniger geschmacksneutraler Tofu der einzige Fleischersatz war, sind längst vorbei. Die Nahrungsmittelindustrie kennt heutzutage vielfältige Methoden, Lebensmittel in eine «akzeptable» Form zu bringen, und kann auf Pflanzenbasis jegliche Art von Produkten herstellen, die sowohl im Geschmack als auch im «Biss» Fleisch ähneln und oftmals sogar kaum von richtigem Fleisch zu unterscheiden sind.

Und dieser Markt boomt. Beyond Meat, ein US-amerikanischer Produzent, der vegane Fleischersatzprodukte, unter anderem Burger-Patties und Bratwürste aus Erbsenproteinen, Hefen, Soja, Rapsöl und weiteren Zutaten herstellt, ging im Mai 2019 an die Börse und legte einen fulminanten Börsenstart hin. Rügenwalder Mühle, einst bekannt geworden durch pommersche Wurstspezialitäten, vermerkt seit Jahren eine rasante Nachfrage nach vegetarischen Wurst- und Fleischprodukten und überlegt sogar, sein Sortiment komplett darauf umzustellen. Das deutsche Familienunternehmen bietet bereits heute – wie etliche andere große Fleischvermarkter – eine breite Palette an «fleischlosen Fleischprodukten» an: Schnitzel, Cordon bleu, Streichwurst, Schinken, Salami, Würstchen, Bratwurst, Nuggets, Hamburger. Statt «echtem» Fleisch stecken in diesen Produkten zum Beispiel Soja, Weizen, Eiweiß, Erbsen und Öle. In Anbetracht dieser Innovationen bedeutet es keinerlei Herausforderung, Insekten so zu verwerten, dass auch Verbraucher sie essen, die zum Beispiel nie eine geröstete Heuschrecke kosten würden. Man kann Insekten zu einer Paste zerreiben. Oder zuerst trocknen und dann zu einem Granulat zerkleinern oder zu Mehl mahlen. Oder man kann das Fett extrahieren. Ein jedes dieser Insektenprodukte liefert eine nährwertreiche Zutat zur Zubereitung von Speisen aller Art. Gegen all diese Methoden der Verarbeitung lässt sich schwerlich etwas einwenden, denn wir essen ja auch sonst «processed food» – oder was wären Hamburger, Schinken, Salami oder Würstchen anderes als verarbeitetes Fleisch?

Fragt man Vegetarier und Veganer, warum sie sich fleischlos ernähren beziehungsweise überhaupt keine Tierprodukte essen, bekommt man zu 99 Prozent, so zumindest nach meiner Erfahrung, rationale Argumente zu hören, etwa dass man die Massentierhaltung ablehne oder dass man durch fleischlose Kost weniger Fett esse, was der Gesundheit förderlich sei, um nur zwei Beispiele zu nennen. Wegen unserer Vorbehalte und des «Ekelfaktors» – so irrational, aber auch nachvollziehbar sie auch sein mögen – ist es jedoch mehr als fraglich, ob eine Integration von Insekten in unsere westliche Ernährungsweise über vorwiegend rationale Strategien erfolgen kann, die die Vorteile der Entomophagie für Umwelt und Ernährung betonen. Sinnvoller ist wohl eine Vorgehensweise, die den Schwerpunkt auf die Sensorik legt, allem voran auf den Geschmack. Denn wenn wir etwas lecker finden, dann essen wir es sehr gern wieder. Die Herausforderung liegt meines Erachtens also darin, neben dem Verstand auch die Sinne anzusprechen, zum anderen aber auch darin, ein Gleichgewicht zwischen Bekanntem und Neuem zu finden. Wir Menschen essen tagtäglich Nahrungsmittel, auf deren Geschmack wir in unseren frühen Kindheitstagen geprägt wurden und mit denen wir vertraut sind; wir mögen sie und wissen, dass sie gut für uns und nicht gefährlich sind. Wir sind aber auch neugierig und wollen Neues probieren. Evolutionistisch erweitert Neues unser Angebot an Nährstoffen und bietet bislang unbekannte Geschmackserlebnisse. Gleichzeitig birgt es immer das Risiko, schädlich zu sein. Wir stehen also vor dem Dilemma, dass wir auf der einen Seite neue Geschmackserfahrungen machen möchten, uns auf der anderen Seite aber vor möglichen negativen Folgen fürchten.

Um die Akzeptanz von Insekten und insektenbasierter Nahrung zu erhöhen, wäre es meines Erachtens hilfreich, Insekten in Produkte einzuarbeiten, die dem Verbraucher wohlbekannt sind, oder Bestandteile bekannter Produkte durch Insekten zu ersetzen. Die Bereitschaft, Insekten zu probieren, ist vermutlich am höchsten, wenn sie als Grundprodukte, also etwa als Mehl – das eiweißreiche Insektenmehl gehörte laut Baum + Whiteman, internationalen Nahrungsmittel- und Restaurantberatern, übrigens zu den Trendprodukten des Jahres 2015 –, als Fett oder Öl in uns vertraute Lebensmittel integriert werden. So kann man von Brot über Nudeln bis hin zu Eiscreme alles Mögliche mit Insekten anreichern, ohne dass es hinsichtlich Geschmack oder Textur auffällt und als neu oder fremd empfunden wird. Der Markt für diese Produkte wird auf über 20 Millionen US-Dollar geschätzt.

Es ist wahrscheinlich wie bei so vielem eine Frage des Maßes. Eine Befragung von fast 400 Fleischkonsumenten, ob sie bereit sind, Insekten als Fleischersatz zu akzeptieren, erbrachte nur eine Zustimmung von 19 Prozent. Es wäre interessant, wie das Ergebnis ausgefallen wäre, wenn man sie gefragt hätte, wie sie zu einem Anteil von Insekten beispielsweise in Grillwürsten stehen.

Unsere Vorurteile und Vorbehalte gegenüber Insekten auf unserem Teller über Bord zu werfen und sie als «ganz normale» Nahrungsmittel zu akzeptieren würde außerdem in den ärmeren Regionen der Welt, in denen sie – noch – zum alltäglichen Lebensmittel zählen, dafür sorgen, dass dem so bleibt. Das mag auf den ersten Blick despektierlich und respektlos klingen, ist es aber mitnichten, im Gegenteil: In vielen Gebieten waren Insekten über die Jahrhunderte und sind sie bis heute ein fester Bestandteil einer abwechslungsreichen, regionalen Küche, die eine ausgeglichene und gesunde Ernährung garantiert. Aufgrund der sogenannten normativen Macht der Industriestaaten, mit der diese praktisch bestimmen, was als «normal» gilt, wächst jedoch die Gefahr, dass die aufstrebende Mittelschicht armer Länder Insekten als Nahrungsmittel ablehnt, nur weil deren Verzehr im «reichen Westen» als minderwertig und eklig gilt. Eine Entwicklung in diese Richtung lässt sich jetzt schon nicht leugnen und hätte, wenn der Trend anhielte, weitreichende Folgen für die traditionelle Küche der betroffenen Kulturen, für die Ökologie und die Biodiversität unseres Planeten, darüber hinaus für die Welternährung und nicht zuletzt auch für die Gesundheit der Menschen.

- -

Exkurs: «Nutrition transition» – Warum so essen zu wollen wie der Westen die Menschen schädigt

Der normativen Macht der Industriestaaten ist es auch zu verdanken, dass bei der Mittelschicht in Schwellen- und Entwicklungsländern nicht nur hinsichtlich des Verzehrs von Insekten, sondern generell eine sogenannte *nutrition transition* (Ernährungswandel) stattfindet.[12] Mit diesem Begriff wird eine rasante Änderung der Ernährungsgewohnheiten beschrieben, was in diesem Fall bedeutet, dass die Menschen zunehmend zu «modernen», hochverarbeiteten Lebensmitteln greifen, während gleichzeitig das Wissen über traditionelle Nahrungsmittel sowie Zubereitungsformen verloren geht und die Nahrungsvielfalt sowie in den allermeisten Fällen auch die Nahrungsqualität abnehmen.

Die gravierenden Folgen dieser «westlichen Diät» wurden in Ländern mit höheren Einkommen längst erkannt: Übergewicht und Adipositas (starkes oder krankhaftes Übergewicht, auch als «Fettleibigkeit» bezeichnet) nehmen zu. Seit etwa zehn Jahren wird dieser Trend auch in Entwicklungsländern beobachtet. Inzwischen treten auch die Folgeerkrankungen – Diabetes mellitus Typ II, koronare Herzkrankheit/Herzinfarkt, Schlaganfall – weltweit vermehrt auf. Da aber der Zugang zu einer adäquaten Therapie beispielsweise bei Zuckerkrankheit vielen Betroffenen in Entwicklungsländern aus Unkenntnis und Armut verwehrt bleibt, sind dort die Häufigkeit der Erkrankungen und die dadurch bedingten Todesfälle um ein Vielfaches höher.

Weltweit sind mehr als eine Milliarde Erwachsene und etwa 22 Millionen Kinder unter fünf Jahren übergewichtig. 300 Millionen Menschen sind sogar adipös. Die höchsten Raten an Adipösen finden sich in Großstädten in Nahost und Asien sowie in Amerika. In China, Japan und einigen afrikanischen Staaten liegt der Anteil fettleibiger Menschen im Schnitt noch bei unter fünf Prozent, wobei er in manchen chinesischen Städten mehr als 20 Prozent beträgt. In China war in allen Einkommensgruppen und besonders in städtischen Gebieten die Aufnahme von Nahrungsfett bis 1990 eher niedrig und hat in den vergangenen Jahren stark zugenommen. Gleichzeitig ist der Konsum von Getreide und Knollenfrüchten gesunken.

- -

Von A wie Ameise bis Z wie Zikaden –
Lauter Leckereien

Mehr als zwei Milliarden Menschen in Afrika, Asien, Australien und Lateinamerika betrachten Insekten als ganz normales Lebensmittel. Insekten wurden dort nie als Notfallration während Hungersnöten betrachtet, sondern waren und sind ein fester Bestandteil der alltäglichen Ernährung. Dies hat seinen Grund zum einen in der Tatsache, dass in einigen dieser Regionen die üblichen tierischen Nahrungsmittel wie Fisch, Fleisch, Geflügel oder Milch entweder überhaupt nicht oder nur in unzureichender Menge vorhanden sind, während es Insekten im Übermaß gibt.

Zum anderen sind es ihrer manchmal dermaßen viele, dass sie vorwiegend gegessen werden, um ihre Zahl zu reduzieren, da sie die Ernte gefährden und somit Nahrungskonkurrenten sind. Angesichts der Zerstörung, die vor allem Heuschrecken anrichten, bleibt der Bevölkerung in den betroffenen Gebieten oft gar nichts anderes übrig, als die Verzehrer zu verzehren. So war es auch vor 40 Jahren in Thailand: Als Heuschrecken in Massen über die Maisfelder des südostasiatischen Landes herfielen, versuchte man ihrer zunächst mit Insektiziden Herr zu werden, und als dies nicht fruchtete, startete die Regierung 1978 eine Kampagne, die zum Verzehr der Plagegeister aufrief.

Wanderheuschrecken zählen seit Jahrtausenden zu den großen Plagen. Am stärksten betroffen sind nord- und zentralafrikanische Länder, aber auch, was weniger bekannt sein dürfte, zum Beispiel Bolivien, Russland oder Indien. In manchen Gebieten finden sich die Tiere, die normalerweise Einzelgänger sind, «nur» alle 20 bis 30 Jahre, in anderen alljährlich zu riesigen Schwärmen zusammen und richten dann Schäden – im wahrsten Sinn des Wortes – biblischen Ausmaßes an. Im Alten Testament heißt es über die achte der zehn Plagen: «... des Morgens führte der Ostwind die Heuschrecken her. Und sie kamen über ganz Ägyptenland, und ließen sich nieder an allen Orten in Ägypten, so sehr viel, dass zuvor desgleichen nie gewesen ist, noch hinfort sein wird. Sie bedeckten das Land und verfinsterten es. Und sie fraßen alles Kraut im Lande auf und alle Früchte auf den Bäumen, die der Hagel übrig gelassen hatte, und ließen nichts Grünes übrig an den Bäumen und am Kraut auf dem Felde» (2 Mose 10,15). In der Bibel wird im Übrigen an verschiedenen Stellen auch vom Verzehr von Heuschrecken berichtet. So erlaubt Moses das Essen von Heuschrecken, da es mit den jüdischen Gesetzen vertretbar sei (3 Mose 11,20), und im Matthäusevangelium wird von Johannes dem Täufer berichtet, dass er sich in der Wüste ausschließlich von Heuschrecken und dem Honig wilder Bienen ernährte (Matthäus 3,4).

Hier ein paar Beispiele aus der Mitte des vorigen Jahrhunderts, welch enormen Schaden eine Heuschreckenplage anrichten kann. In Libyen zerstörten Heuschrecken 1944 7 Millionen Rebstöcke, in Guinea 1957 6000 Tonnen Orangen und 1958 in Äthiopien 167 000 Tonnen Getreide.

Das aktuellste Beispiel für gewaltige Heuschreckenplagen stammt aus dem Jahr 2019 und 2020. Nach ergiebigen Regenfällen in Eritrea und im Sudan spross die Vegetation in ungewohntem Ausmaß und bot der Wüstenheuschrecke ein solches Übermaß an Futter, dass es bereits zu Anfang des Jahres zwei Paarungszyklen gab. Die Heuschrecken vermehrten sich explosionsartig, und die Schwärme zogen auf der Suche nach Nahrung nach Norden und über das Rote Meer. Laut UNO gab es seit langer Zeit keine Plage dieses Ausmaßes. Gefahr droht sogar bis nach Indien und Pakistan. Fast schon vor unserer Haustür kam es zu einer weiteren Heuschreckenplage: Ein jäher Temperaturanstieg nach einem verhältnismäßig kühlen Mai 2019 sorgte auf der italienischen Mittelmeerinsel Sardinien dafür, dass innerhalb weniger Tage statt im Verlauf von Wochen Heuschrecken aus ihren Eiern schlüpften und sich en masse über die Felder hermachten.

Ein einzelner Schwarm von Wanderheuschrecken kann aus weit mehr als einer Milliarde Tiere bestehen, die ein Gesamtgewicht von 1500 Tonnen auf die Waage bringen. Da ein jedes der Tiere pro Tag in etwa so viel frisst, wie es selbst wiegt, kann ein Schwarm also täglich 1500 Tonnen pflanzliches Material vertilgen und somit immense Ernteverluste bescheren, sogar ganze Landstriche kahl fressen. (Nebenbei: In Europa gefährden Insekten keine ganzen Ernten, und selbst wenn sie es mal täten, wären wir in der komfortablen Lage, dass es nicht das Überleben der Bevölkerung infrage stellen würde. Nichtsdestotrotz versuchen auch wir, ihnen mit einem Übermaß an Giftmitteln zu Leibe zu rücken – ungeachtet der Auswirkungen auf die Natur.) Heutzutage kann der Schaden in den gefährdeten Gebieten durch moderne Monitoringmethoden, die ein rechtzeitiges Ausbringen von Insektiziden ermöglichen, in der Regel in Grenzen gehalten werden. Insektizide mögen in diesem Fall das geringere Übel sein, doch der indische Umweltingenieur Manicam Premalatha bezeichnet es, wie ich finde, mit Recht als «besondere Ironie, dass weltweit Jahr für Jahr

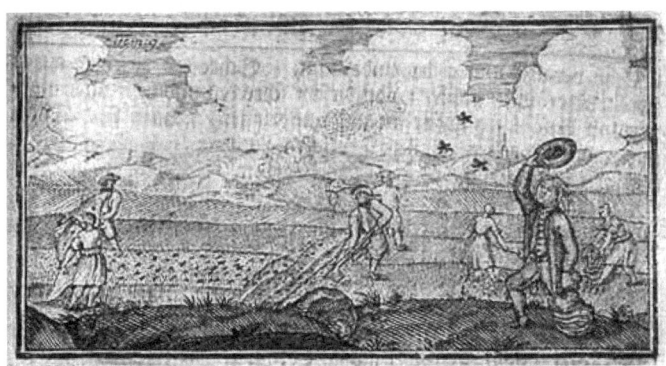

Abb. 4: Fangmethoden von Heuschrecken. Von links nach rechts: Eintreiben der Heuschrecken mit Tüchern hinein in Fanggräben (Bildmitte); rechter Bildhintergrund: vermutlich Eintreiben mit Laken und Einwickeln der Heuschrecken, um sie dann in kochendem Wasser oder durch Stampfen zu töten. Im Vordergrund rechts Darstellung von Fangtechniken mit Sieben oder «anderen dazu bequemen Gerätschaften». Kupferstich aus Johann Leonard Frisch, Beschreibung von allerley Insecten in Teutsch-Land (1730), 9. Theil.

Milliarden an Rupien» – 1 Milliarde Indische Rupie entspricht etwa 12 Millionen Euro – «ausgegeben werden, um Nahrungspflanzen zu schützen, die weniger als 14 Prozent pflanzliches Protein aufweisen, indem man eine andere Nahrungsquelle (Insekten) vernichtet, die bis zu 75 Prozent hochwertiges tierisches Eiweiß enthält.»[13]

Die Zwiespältigkeit gegenüber Insekten als Schädling und als Nahrungsmittel wird gut am Beispiel der Maisfeld-Heuschrecke *(Sphenarium purpurascens)* in Mexiko deutlich. Würden die Insekten, statt sie als Schädlinge zu sehen und mit Insektiziden zu bekämpfen, als Nahrungsmittel gesammelt werden, könnten im Jahr je Hektar etwa 300 Kilogramm «geerntet» werden. Bei etwa einer Million Hektar landwirtschaftlicher Anbaufläche in Mexiko kämen so jährlich an die 350 000 Tonnen Biomasse zusammen. Um durch

Rinder eine vergleichbare für die menschliche Ernährung geeignete Menge an Biomasse zu produzieren, wären 7,2 Millionen Hektar nötig, also siebenmal so viel. Ein weiterer Vorteil wäre, dass durch das Sammeln der Heuschrecken zugleich die Kulturpflanzen gesichert würden. Sobald die Tiere sich zu Schwärmen sammeln, ist es auch recht einfach, sie mit großen Netzen einzufangen. Die eigentliche Herausforderung in dieser Kosten-Nutzen-Rechnung besteht in dem Faktor Arbeitskraft, auch wenn diese in Entwicklungs- und Schwellenländern günstiger ist.

Zurück nach Thailand. Wer jemals über einen Markt in Chiang Mai, Bangkok oder Phuket schlenderte, weiß, dass der Kampagne von 1978 ein nachhaltiger Erfolg beschieden war: Nicht nur sind frittierte Heuschrecken mittlerweile einer der bekanntesten und beliebtesten Snacks in Thailand – und ergeben, das nur nebenbei, fermentiert eine würzige Soße und gemahlen eine Zutat für Cracker –, auch die Bedrohung der Maispflanzen ist gebannt. Doch natürlich hätte die Kampagne nicht derart fruchten können, wenn die kleinen Hüpfer nicht auch schmecken würden. Ein Grund für die in vielen Regionen der Welt verbreitete Entomophagie liegt nun mal – man kann es nicht oft genug betonen – schlicht und einfach darin, dass viele Insekten eine Gaumenfreude sind. Bestimmte Arten beziehungsweise deren Produkte gelten sogar als solch besondere Delikatesse, dass sie hohe Preise erzielen, neben der bereits mehrfach erwähnten Mopane-Raupe aus dem südlichen Afrika unter anderem die Saúva-Ameise oder die Eier der in Südostasien heimischen Weberameise.

Eigentlich ist es nicht richtig, pauschal von «den Insekten» zu reden. Ich hatte weiter oben schon kurz angesprochen, dass, wenn es um den Geschmack geht, Insekt nicht gleich Insekt ist und es in verschiedenen Regionen der Welt unterschiedliche Präferenzen gibt (natürlich auch bedingt durch das Vorkommen). Wir essen ja auch nicht «Säugetiere» oder «Vögel», sondern differenzieren: Wir essen Rind, Kalb, Schwein, Lamm, Huhn, Ente, Gans etc. Ähnliches gilt für den Insektenkonsum.

In Mexiko etwa sind die Weiße und die Rote Agavenraupe recht beliebt. Beide Schmetterlingsraupen ernähren sich von Agaven, was wohl auch der Ursprung des Marketinggags mit dem «Wurm» im Mezcal ist. «Reife» Agavenraupen gelten vor allem bei mexikanischen Bauern als Delikatesse, allerdings nicht im Agavenschnaps, sondern frittiert oder geschmort und mit einer pikanten Soße gewürzt. Eine andere, vor allem im Bundesstaat Oaxaca recht populäre Speise sind *chapulines*, eine dem Nahuatl (Sprache der Azteken und benachbarter Völker) entlehnte Bezeichnung für Heuschrecken und Grashüpfer. Chapulines werden zunächst blanchiert, dann entweder frittiert oder geröstet und schließlich mit Knoblauch, Salz und Zitronen- oder Limettensaft gewürzt. Eine weitere Spezialität ist «mexikanischer Kaviar» – *ahuahutli*. Er besteht aus den Eiern von mindestens sieben verschiedenen Wasserwanzenarten. In Mexiko werden seit Jahrhunderten Wasserwanzen mit sehr einfachen Methoden in Aquakultur gezüchtet. Besonders in der Woche vor Ostern, der *Semana Santa*, kann man Höchstpreise für die Eier erzielen. Außerdem landen unter anderem Grillen, Zikaden, Wespen und Ameisen auf Mexikos Tellern.

Ameisen sind auch eine der Delikatessen, die im D. O. M. in São Paulo, Brasilien, serviert werden. Alex Atala, einer der 50 besten Köche der Welt, hat sich zum Ziel gesetzt, die indigenen Nahrungsmittel des brasilianischen Urwalds be-

kannt zu machen und damit auch Ameisen. Nicht irgend-
welche Ameisen, sondern die Blattschneiderameisen namens Saúva aus dem Amazonasbecken sorgen im D. O. M.
für Gaumenfreude. Sie lösen mit ihren vorherrschenden
Aromen von Zitronengras und Ingwer im Mund eine wahre
Geschmacksexplosion aus. Alex Atala sagt dazu: «Nicht
Ameisen schmecken wie Zitronengras und Ingwer – Ingwer
und Zitronengras schmecken wie Ameisen.»

Auch die in Asien, Afrika und Australien heimischen
Smaragdameisen schmecken nach Zitrusfrüchten. Generell
sollte man Ameisen wegen ihres sehr intensiven Aromas
eher als Gewürz oder Würze sehen – oder als im wahrsten
Sinn des Wortes «kleine» Erfrischung zwischendurch.

Ameisen sind in vielen Ecken der Erde ein gefragtes Insekt,
auch als Larven und Puppen, die häufig als Eier bezeichnet
werden. In China werden Ameisen zudem zu Nahrungs-
ergänzungsmitteln verarbeitet, außerdem zu zahlreichen
Lotionen und Tonics; 30 Ameisenarten wurden von der
chinesischen Behörde für Lebensmittelüberwachung und
Arzneimittel, der China Food and Drug Administration
(CFDA) beziehungsweise ihrer Nachfolgerin, der National
Medical Product Administration (NMPA), zugelassen.

Auch andere Vertreter der *Hymenoptera* – Wespen und
Bienen – sind in Asien gefragt. In Japan wird die Asiatische
Riesenhornisse zur Veredelung von Brandweinessig verwendet. Ihr starkes Gift soll dem Essig eine besondere
Würze verleihen. Vor allem aber ist die (Kurzkopf-)Wespe
ein begehrtes Produkt. Während des jährlichen Hebo-Fes-
tivals (Hebo = Wespe) in dem Dorf Kushihara in der Prä-
fektur Gifu werden auf verschiedenste Arten zubereitete
Wespenlarven als Delikatessen angeboten. Der Bedarf ist
mittlerweile derart groß, dass er lokal nicht mehr gedeckt

werden kann und Wespen aus Australien und Vietnam importiert werden müssen. Eine Delikatesse aus dem Norden Thailands ist eine besondere Zubereitung von Wespen. Dazu wird die gesamte Wabe in Bananenblätter eingewickelt und gedünstet.

Außerdem werden in Asien Heuschrecken, Grillen, Seidenwürmer, Libellen, Termiten und Käfer gegessen. Grillen werden üblicherweise gekocht und mit weißem Reis angerichtet, manchmal auch getrocknet oder geröstet als Snack serviert. Larven werden als Zutat für Suppen und Schmortöpfe verwendet oder in der Pfanne geröstet. In Thailand werden Grillen in ein Bambusrohr gestopft und für etwa eine Woche geräuchert, um dann, mit Chili und Salz gewürzt, zu Reisgerichten gegessen oder zu Chutneys weiterverarbeitet zu werden.

Einer der bekanntesten und beliebtesten Insektensnacks in Thailand sind, wie schon erwähnt, frittierte Heuschrecken. Heuschrecken ähneln in ihrem Geschmack übrigens Garnelen, sind vielleicht sogar noch eine Spur zarter und schmackhafter. Die Weibchen wiederum schmecken etwas feiner als die Männchen, und am besten sind sie, wenn sie Eier tragen. Wildfänge erzielen höhere Preise als Tiere aus Zuchten. Aber Vorsicht. Da es sich bei den Heuschrecken um Feldschädlinge handelt, die unter dem Einsatz giftiger Pestizide bekämpft werden, besteht das Risiko, dass Wildfänge mit einem hohen Schadstoffgehalt belastet sind. Eine weitere Spezialität in Thailand und auch in Laos sind Wasserwanzen. Berichte, dass diese Tiere nach Gorgonzola schmecken, kann ich aus eigener Erfahrung bestätigen. Wer glaubt, von Wanzen könne man nicht satt werden, dem sei gesagt, dass zum Beispiel die Riesenwanze *Lethocerus indicus* sechs bis acht Zentimeter lang wird. Und die «Ernte» ist ganz einfach: Sie werden mit blau fluoreszierendem Licht an die Wasseroberfläche gelockt und anschließend mit Netzen abgesammelt.

Einen wahren Leckerbissen entdeckte ich auf einem meiner zahlreichen Marktbesuche in Vientiane, der Hauptstadt von Laos. Vor einem Stand erregte eine lange Menschenschlange meine Aufmerksamkeit. Ich vermutete natürlich, dass es da etwas Besonderes geben müsse. Ich drängelte mich neugierig durch die Menge und sah, wie die Marktfrau aus einer großen Tonschale eine Art Eintopf in Plastikbeutel füllte. Die glücklichen Käufer machten sich sofort darüber her. Beim näheren Hinsehen stellte ich fest, dass die Hauptzutat die mir bereits bekannten, aber nicht gerade positiv in Erinnerung gebliebenen Sagowürmer waren. Sagowürmer sind die Larven des wohl bekanntesten essbaren Käfers in tropischen Regionen: des Rüsselkäfers *(Rhynchophorus spp.)* – üblicherweise werden bei Käfern nur die Larven gegessen. Der *Palm Weevil*, wie er im Englischen treffender heißt, ist ein gefürchteter Palmenschädling. Sagowürmer sind das ganze Jahr verfügbar und vor allem in Palmen zu finden, die bereits durch andere Insekten vorgeschädigt sind, und häufig auch in umgestürzten Baumstämmen. Letzteres machen sich die Menschen in manchen Regionen zunutze, indem sie Palmen fällen und die Stämme durch Scharten und Einschnitte so vorbereiten, dass sie das optimale Biotop darstellen, damit Käfer dort ihre Eier ablegen, aus denen sich dann die Larven entwickeln können.

In Afrika, Asien und Lateinamerika werden Sagowürmer wegen ihres ausgesprochen guten Geschmacks geschätzt, den sie vermutlich ihrem ungewöhnlich hohen Fettgehalt verdanken: Laut WHO enthalten sie 13 Prozent Fett, und

Fett ist, wie wir wissen, ein Geschmacksträger. In Laos waren die Sagowürmer, so schien es mir, frittiert und in einer roten Soße mit viel Grün angerichtet. Ich überwand meine negative Einstellung diesen Insekten gegenüber und kaufte mir für einige Tausend Kip – umgerechnet ein paar Cent – einen Beutel voll. Der erste Bissen war zögerlich, aber sogleich war mir klar: Es kommt auch bei Sagowürmern, wie bei allem anderen, auf die Zubereitung an. Diese hier waren unwiderstehlich lecker. In Laos sind bei der breiten Bevölkerung noch andere Insekten beliebt: etwa die Larven und die Puppen der Asiatischen Weberameise, Grashüpfer, Grillen, Wespen und Honigbienen.

Im Inselstaat Papua-Neuguinea werden Sagowürmer in Bananenblätter gewickelt und geröstet. Auch Heuschrecken werden dort gern gegessen, und zwar, wie in Thailand, vornehmlich die weiblichen.

Auch in Afrika, wo sie auf Märkten und am Straßenrand verkauft werden, werden vielerorts Heuschrecken verspeist, wobei ebenfalls den Weibchen der Vorzug gegeben wird. Die Eier, die besonders reich an Protein und Fett sind, werden gern als Suppenzutat verwendet.

Aber Afrika ist groß, und so gibt es naturgemäß unterschiedliche Präferenzen in verschiedenen Regionen des Kontinents. Laubheuschrecken zum Beispiel sind ein gängiges Essen in weiten Teilen des östlichen und südlichen Afrikas. Und es geht noch regionaler: Die Mitglieder des Stammes der Mofu-Gudur in Kamerun essen andere Heuschreckenarten als ihre Nachbarn, die Hausa in Nigeria, wie Arnold van Huis, ehedem Professor für Tropische Entomologie an der Universität von Wageningen und ein Verfechter der Entomophagie, berichtet.

Im südlichen Afrika ist die Mopane-Raupe, die geröstet,

gebraten oder geschmort und manchmal auch roh gegessen wird, sehr gefragt und in einigen Gegenden sogar beliebter als Fleisch. Die acht bis zehn Zentimeter große Larve der Kaisermotte *(Ganimbrasi belina)*, eines Nachtfalters aus der Familie der Pfauenspinner, ist die wohl bekannteste und ökonomisch bedeutsamste Art unter den essbaren Schmetterlingen. Schmetterlinge werden typischerweise als Larven (Raupen) und nur selten in ihrer adulten Form verspeist. Die Mopane-Raupe verdankt ihren Namen dem Mopane-Baum, von dessen Blättern sie sich ernährt. Mopane-Bäume wachsen nur in zwei relativ eng begrenzten Gebieten. Das eine erstreckt sich grob vom äußersten Norden Südafrikas über Teile Botswanas, Simbabwes und Mosambiks bis an den Südrand Sambias, das andere liegt im Grenzgebiet von Namibia und Angola. Dennoch werden nach Schätzungen jährlich knapp zehn Milliarden dieser Raupen gesammelt – mit einem Marktwert von 85 Millionen US-Dollar! In Namibia verpachten Bauern Mopane-Bäume saisonal an Wanderarbeiter. Die Sammler können je Tag etwa 18 Kilogramm der Raupen einsammeln und damit ein Einkommen erzielen, das viermal höher ist als das Durchschnittseinkommen des Landes.

Seit die Mopane-Raupe vor Jahren ihren Weg vom Teller der armen Landbevölkerung auf die Tische der Feinschmeckerrestaurants gefunden hat, ist sie aus einigen Gebieten verschwunden, in denen sie früher weit verbreitet war, und der Zoologe Clark Scholtz, Professor der Entomologie an der Universität Pretoria, warnt vor einer Übernutzung. Botswana und Simbabwe haben diese Gefahr früh erkannt und arbeiten bereits seit 2001 daran, Mopane-Raupen in Mikrofarmen zu züchten, um die Kaisermotte nicht weiter zu gefährden.

In ganz Subsahara-Afrika, vor allem aber im südlichen Afrika werden auch Baumwanzen gegessen. Im Sudan wird damit ganz nebenbei ein Feldschädling eingedämmt, der massive Schäden an der Sorghumhirse verursacht. In der Regel werden die Baumwanzen vor dem Verspeisen geröstet. Aber es wird auch Öl aus ihnen gewonnen, das sowohl bei der Zubereitung von Nahrungsmitteln als auch als Heilmittel zur Behandlung von Krätze bei Kamelen verwendet wird.

In Afrika finden zahlreiche weitere Insektenarten ihren Weg auf den Speiseplan. Termiten werden vor allem zu Beginn der Regensaison gegessen, wenn die fortpflanzungsfähigen Tiere auf Hochzeitsflug gehen. Dann fliegen sie in Schwärmen auf und können leicht mit großen Netzen eingefangen werden. Oder es werden gleich die Hügel mit Netzen abgedeckt. Gern helfen Einheimische den Termiten am Ende der Trockenzeit etwas auf die Sprünge, indem sie rund um die Termitenhügel mit Stöcken und dergleichen ein Trommelkonzert auf dem Boden veranstalten und so das Aufklatschen von Regentropfen nachahmen. Es gab Zeiten, da waren Termiten so beliebt, dass es regelrechte Kämpfe um ihre Heimstätten gab. In Lateinamerika werden die Termiten übrigens mittels Palmblätter gesammelt, die in die Gänge der Nester eingeführt werden. Die Soldaten verbeißen sich in den Blättern und können so ganz einfach herausgeholt werden.

Auch Zikaden sind sehr gefragt in Afrika. Besonders in Malawi werden sie gern gegessen. Man findet sie in der Regel in Baumstümpfen, aus denen man sie mit langen Schilfrohren oder Grashalmen herauspult. Damit die Insekten mit ihren Flügeln an der Spitze kleben bleiben, werden die Rohre und Gräser mit einem klebstoffartigen Naturlatex bestrichen, den man von Feigenbäumen *(Ficus natalensis)* gewinnt. Da man die Flügel vor dem Verzehr sowieso entfernt, macht es nichts, wenn sie am Rohr oder Gras kleben bleiben.

Eine Delikatesse in Australien sind die Honig- oder Honigtopfameisen der Gattung *Camponotus inflatus,* die den süßesten Honig produziert. Durch die Aufnahme von Nektar schwillt ihr Körper auf die Größe einer Weintraube an, sodass sie aussehen wie ein Luftballon mit Beinchen. Um an die süßen Happen zu kommen, ist eine genaue Kenntnis vonnöten, wie die Ameisen ihre Bauten anlegen, denn die Kammern liegen durch etliche Gänge verbunden etwa einen Meter unter der Erde. Aborigines geben dieses Wissen noch heute an ihre Kinder weiter. Erwachsene wie Kinder lieben Honigtau, auch als «Manna» bekannt, ein kristallines zuckriges Ausscheidungsprodukt von Blattflöhen, Blatt- und Schildläusen, das sie nach dem Genuss von Pflanzensaft absondern. Fiel in der Bibel nicht Manna vom Himmel? Aber war das nicht Brot? So wurde es oft interpretiert, mit Manna war aber nicht Brot, sondern eine Nahrung gemeint, die, wie man glaubte, vom Himmel fiel, also Himmelstau. Tatsächlich fiel Manna nicht vom Himmel, sondern von Bäumen: Auch in einigen Regionen der Halbinsel Sinai gibt es Schildlausarten *(Najacoccus serpentinus* und *Trabutina mannipara),* die den Pflanzensaft von Tamarisken *(Tamarix mannifera)* anzapfen und als Manna wieder ausscheiden. Es tropft zu Boden und kristallisiert dort zu süß schmeckenden Kügelchen.

Eine andere Leckerei in den australischen Weiten sind Witchetty-Maden. Als Witchetty-Maden werden im weiteren Sinn die Larven der Holzbohrer, der Wurzelbohrer und der Bockkäfer bezeichnet, im engeren Sinn sind jedoch

nur die bis zu sieben Zentimeter langen Larven des Holz-
bohrers gemeint, deren Geschmack an Mandeln erinnert.
Sie werden entweder roh oder gegrillt gegessen. Gegrillt
bekommen sie eine herrlich knusprige Haut – wie ein
Brathähnchen.

Die Novel-Food-Verordnung
macht den Weg frei

Insekten als Futter- und Nahrungsmittel sind in den vergangenen Jahren ins Zentrum des allgemeinen Interesses gerückt. Wesentliche Gründe dafür sind die wachsenden Kosten für tierisches Eiweiß, eine zunehmende Futter- und Nahrungsmittelunsicherheit, verstärkte negative Umwelteinflüsse, ein steigender Bedarf an Protein der global wachsenden Mittelschicht und die Suche nach alternativen Lösungen zur konventionellen Tierproduktion und zu Futterquellen. Insekten können unter diesen Gesichtspunkten als Nahrungs- und vor allem Proteinquelle einen wertvollen Beitrag zur Umwelt, zur Gesundheit und Grundlage unseres Lebens liefern.

In vielen Ländern wie Thailand und den USA werden Insekten schon seit Längerem in gleicher Weise behandelt wie jedes andere Nahrungsmittel. Dies betrifft Standards der Qualität, der Hygiene und der Sicherheit. Die Einstellung der EU hinsichtlich des Verzehrs von Insekten hat sich erst in den vergangenen Jahren in diese Richtung und damit grundlegend geändert. Während ältere EU-Verordnungen Insekten als Nahrungsmittel nicht explizit erwähnten und die Mitgliedsstaaten daher sehr unterschiedliche Haltungen gegenüber dem Verzehr von Insekten und insektenhaltigen Produkten herausbildeten, wurde im Jahr 2015 eine Novel-Food-Verordnung vom Europaparlament angenommen, die Insekten und Teile davon nun ausdrücklich als Nahrungsmittel einschließt: «Unter dem Begriff ‹neuartiges Lebensmittel› (Novel Food)», so erläutert die Website des Bundesamtes für Verbraucherschutz und Lebensmittelsicherheit, «versteht man alle Lebensmittel, die vor dem 15. Mai 1997 nicht in nennenswertem Umfang in der Europäischen Union für den menschlichen Verzehr verwendet wurden», und im einleitenden Text zur Novel-Food-Verordnung heißt es unter Punkt 8: «Der Anwendungsbereich dieser Verordnung sollte sich grundsätzlich nicht vom Anwendungsbereich der Verordnung (EG) Nr. 258/97 unterscheiden. Aufgrund der wissenschaftlichen und technologischen Entwicklungen seit 1997 ist es jedoch angebracht, die Kategorien der Lebensmittel, die als neuartige Lebensmittel eingestuft werden, zu überprüfen, klarer zu beschreiben und zu aktualisieren. Diese Kategorien sollten ganze Insekten und Teile davon umfassen.»

Die Novel-Food-Verordnung trat in allen Mitgliedsstaaten der EU am 1. Januar 2018 in Kraft. Damit gibt es jetzt eine einheitliche EU-Regelung. Die Europäische Behörde für Lebensmittelsicherheit (EFSA), die 2002 nach einer Reihe von Lebensmittelskandalen als unparteiische Instanz für die wissenschaftliche Beratung und die Kommunikation zu Gefahren im Zusammenhang mit der Lebensmittelkette eingerichtet wurde, erstellt in ihrer Funktion als Risikobewerter wissenschaftliche Gutachten und erteilt Empfehlungen. Das heißt: Züchter von Insekten und Produzenten von Insektenprodukten, die als Lebensmittel in den Verkehr gebracht werden sollen, müssen einen Antrag für ihr Produkt bei der EFSA stellen, die dann innerhalb weniger Monate über gesundheitliche Bewertung, Lebens- oder Futtermittelsicherheit, Umweltrisiko etc. und die Zulassung entscheidet. Für Insektenarten wie Mehlwürmer oder Heuschrecken, die besonders häufig verspeist werden, hatte die EFSA allerdings schon vor Inkrafttreten der Novel-Food-Verordnung Prüfverfahren eingeleitet, was die Prüf- und Zulassungsverfahren beschleunigen sollte.

In der Schweiz sind seit dem 1. Mai 2017 gemäß Verordnung des EDI über neuartige Lebensmittel folgende drei Insektenarten als Lebensmittel zugelassen: der Mehlkäfer *(Tenebrio molitor)* im Larvenstadium, das Heimchen *(Acheta domesticus)* in der adulten Form und die Wanderheuschrecke *(Locusta migratoria)* ebenfalls in der adulten Form.

Zahlreiche Start-ups, die sich mit Insekten als Nahrungsmittel beschäftigen, wurden und werden nun ins Leben gerufen und versorgen den Markt mit innovativen Produkten. Auf der Internationalen Fachmesse für Sportartikel und Sportmode in München, kurz ISPO Munich, konnte man Ende Januar 2018 unter den vielen Neuheiten einen ganz speziellen Sportlersnack der Firma SWARM Protein entdecken. Timo Bäcker und Christopher Zeppenfeld, die Gründer des Unternehmens, probierten auf einem 4500 km langen Roadtrip durch Südostasien so ziemlich alles, was sich mit Stäbchen aufgabeln lässt: Grillen, Hornissen, Käfer, Raupen, Wasserwanzen ... Hintergrund für die Reise war ihre Vision, Insektenprotein auf westliche Speisezettel zu bringen. Und nun gibt es also einen Insektenriegel. Für Bäcker und Zeppenfeld ist er unter anderem wegen des hohen Protein- und Ballaststoffgehalts die ideale Sportnahrung. Zugegeben: Die als Grundzutat verwendeten Grillen werden erst zu Pulver verarbeitet und mit Nüssen, Beeren, Schokolade und einigem mehr vermischt, damit der Riegel weder unsere Augen noch unsere Zunge zu sehr strapaziert. Gemahlene Grillen stecken auch in den Insektenriegeln von Jimini's, die wuestengarnele.de in vier Geschmacksrichtungen im Angebot hat. Für die etwas Mutigeren empfiehlt sich der Bug-Break-Insektenriegel mit ganzen gerösteten Buffalowürmern, Sesam und Mandeln; zu beziehen über bug-break.com und diverse andere Onlineshops. Oder man macht ihn einfach selbst (siehe dazu das Rezept am Ende des Buches).

Außerdem kann man bereits Cracker, Kekse und Knuspermüsli aus Insektenmehl kaufen oder das Mehl selbst ebenso wie Nudeln, bei denen ein Teil des Weizenmehls durch Insektenmehl ersetzt wurde. Wer Interesse hat, werfe einen Blick zum Beispiel auf die Website wuestengarnele.de oder snackinsects.com. Im Internet wird man auch fündig, wenn man essbare Insekten bestellen will oder auf der Suche nach Rezepten mit ganzen Insekten oder mit Insektenmehl als Zutat ist. Es gibt mittlerweile auch Insekten-Kochbücher auf dem deutschsprachigen Buchmarkt, und auf insektenlutscher.de oder snackinsects.com kann man sogar einschlägige Kochkurse buchen.

Wer es etwas einfacher haben möchte oder sich nicht so recht an die Verarbeitung in der eigenen Küche herantraut, kann seit April 2018 in etlichen hundert Rewe-Filialen deutschlandweit und im Rewe Onlineshop gefrorene Insektenburger-Patties kaufen, die er zu Hause nur noch zuzubereiten braucht. Laut den Angaben auf der Website des Herstellers Bugfoundation besteht er aus Buffalowurm-Sojaprotein, das zu 60 Prozent aus Buffalowürmern aus nachhaltiger Zucht und zu 40 Prozent aus Bio-Sojaproteinkonzentrat besteht, Rapsöl, Zwiebeln, Tomatenmark und verschiedensten Würzzutaten wie zum Beispiel Senf, Salz und Zitronensaft. Die Schweizer Supermarktkette Coop nahm schon im August 2017 Mehlwurmburger und Wurmhackbällchen ins Sortiment auf.

In immer mehr Städten gibt es unterdessen zudem Bars oder Restaurants, die zwar nicht ausschließlich, aber auch Insekten auftischen, von B wie Bochum über Chemnitz, Deggendorf, Kiel, Ludwigsburg, München, Nürnberg bis Z wie Zwickau.

Die drei großen Pluspunkte
der Entomophagie

Drei wesentliche Aspekte können als Argumente für Insekten als Nahrungsmittel ins Feld geführt werden:

1. Insekten haben einen guten bis sehr guten ernährungsphysiologischen Wert,
2. ihre Zucht ist umweltschonend und
3. vergleichsweise kostengünstig.

1. Nährstoffzusammensetzung und ernährungsphysiologischer Wert

An einem Beispiel aus der Tierwelt lässt sich die ernährungsphysiologische Bedeutung von Insekten gut veranschaulichen. Unter den Primaten gibt es einen wesentlichen Unterschied hinsichtlich ihrer Nahrungsgrundlage. In freier Wildbahn lebende Schimpansen ernähren sich vor allem von Früchten, während Gorillas vorwiegend Blätter fressen. Entsprechend dieser Spezifikation bekommen Schimpansen über ihre Nahrung zwar reichlich Mikronährstoffe, aber wenig Protein, während es bei Gorillas genau umgekehrt ist.

Interessanterweise fressen sowohl Schimpansen als auch Gorillas als hochwertige Ergänzung zu ihrer pflanzenbasierten Diät Termiten. Jedoch bevorzugen Schimpansen Soldaten der Art *Macrotermes muelleri*, die reich an Protein sind, Gorillas hingegen Arbeiter der Spezies *Cubitermes heghi*, die einen geringen Protein-, dafür einen hohen Eisengehalt haben. Menschen übrigens geben, wie schon anhand exemplarisch dargestellter regionaler Ernährungsgewohnheiten gezeigt, den geflügelten Weibchen den Vorzug, die besonders energiereich sind.

Untersuchungen zur Nährstoffzusammensetzung von Insekten sind zum Teil sehr unterschiedlich und noch fragmentarisch. Doch lässt sich aus dem bisher gewonnenen Wissen folgern, dass Insekten hinsichtlich des Energie- und Proteingehalts sowie der Aminosäurezusammensetzung den Bedarf des Menschen zufriedenstellend decken können.

Der Energiegehalt liegt in der Regel zwischen 300 und 800 Kilokalorien je 100 Gramm Trockenmasse. Ernährungsphysiologische Werte werden gern in Trockenmasse angegeben, da diese Masse, der sämtliches Wasser entzogen wurde und die nun hauptsächlich aus Kohlenhydraten, Fett, Eiweiß und Mineralstoffen besteht, in ihrem Gewicht konstanter ist als das Ausgangsprodukt mit sehr unterschiedlichem Wasseranteil. Bei Käse etwa, der während der langen Lagerung und Reifung viel Wasser und somit an Gewicht verliert, ist die Angabe von Fett in Trockenmasse («i. Tr.») daher sogar gesetzlich vorgeschrieben. Eine Grille hat beispielsweise einen Wasseranteil von 70 Prozent – zu berücksichtigen ist aber der große Anteil der vom Menschen nicht verdaubaren Chitinhülle –, ein Mehlwurm von 60 Prozent.

Die Nährstoffzusammensetzung der essbaren Insekten ist sehr variabel, und dies nicht nur wegen der großen Vielfalt an Arten, sondern vor allem auch innerhalb derselben Spezies. So haben nicht nur Lebensraum, Klima und vor allem Futterzusammensetzung einen wesentlichen Einfluss auf die Nährstoffzusammensetzung, sondern vor allem auch das Stadium der Metamorphose von der Eizelle über die Larve zum geschlechtsreifen Tier. Und letztendlich beeinflussen, wie bei allen anderen Lebensmitteln, außerdem die Verarbeitung und die Zubereitungsmethoden – Kochen, Frittieren, Braten oder Trocknen – den Nährwert und den ernährungsphysiologischen Wert der Insekten als Nahrungsmittel.

Auf Basis einer Risikoanalyse für essbare Insekten hat die European Food Safety Authority (EFSA) im Jahr 2015 eine Liste der zwölf wichtigsten Insektenarten erstellt, die das Potenzial haben, in der EU als Futtermittel verwendet zu werden.[14] Die Ergebnisse für deren Zusammensetzung sind in den jeweiligen Abschnitten der relevanten Makro- und Mikronährstoffe in Tabellen zusammengefasst.

Aufgrund der beschränkten Datenlage wurden nur sieben Arten umfassend bewertet: die Hausgrille *(Acheta domesticus)*, die Seidenraupe *(Bombyx mori)*, die Große Wachsmotte *(Galleria mellonella)*, die Kurzflügelgrille *(Grylloides sigillatus)*, die Stubenfliege *(Musca domestica)*, die Wüstenheuschrecke *(Schistocerca gregaria)* und der Mehlwurm *(Tenebrio molitor)*. Die Daten der folgenden Tabellen (Seite 96 und 99) beruhen auf einer umfassenden Recherche des Leibniz-Instituts für Agrartechnik und Bioökonomie (ATB), Potsdam-Bornim.[15]

Unter den wesentlichen Makronährstoffen zeigt der Proteingehalt große Unterschiede. So liegen etwa die Werte zwischen und innerhalb von bestimmten Insektenarten zwischen mageren 13 und erstaunlichen 76 Gramm je 100 Gramm Trockenmasse (TM).

Die folgende Tabelle zeigt den Protein-, Fett- und Energiegehalt der im EFSA-Bericht aufgelisteten Insektenarten:

Tabelle 1: Protein-, Fettgehalt [%] und Energiegehalt [kcal/100 g] ausgewählter Insektenarten (bezogen auf (TM) Trockenmasse)

	Protein [% TM]	Fett [% TM]	Energie [kcal/100 g TM]
Hausgrille (Adult)	64–73	14–23	455
Seidenraupe (Larve)	54–70	8–10	390
Große Wachsmotte (Larve)	39–42	46–58	650
Kurzflügelgrille (Adult)	70	18	452
Stubenfliege (Larve)	47–64	7–31	552
Wüstenheuschrecke (Adult)	76	13	432
Mehlwurm (Larve)	47–58	25–43	444–577

Das Stadium der Metamorphose hat hierbei einen deutlichen Einfluss, wobei im Allgemeinen die fertig entwickelten, sogenannten adulten Tiere eiweißreicher sind. Bei Heuschrecken etwa beträgt der Proteingehalt im frühen Larvenstadium 14–18 Gramm je 100 Gramm Trockenmasse, bei ausgewachsenen Tieren sind es 13–28 Gramm. Beim Mehlkäfer ist ein noch viel frappierender Unterschied feststellbar: Die Larve enthält ca. 47 Prozent Protein (und 43 Prozent Fett), beim adulten Mehlkäfer sind es hingegen ca. 65 Prozent Protein (und nur noch 15 Prozent Fett).

Unter ernährungsphysiologischen Gesichtspunkten ist jedoch nicht nur der Proteingehalt selbst von Bedeutung, sondern vor allem auch die sogenannte biologische Wertigkeit des Eiweißes. Diese ergibt sich aus der Zusammensetzung der Proteinbausteine, sprich der Aminosäuren. Der menschliche Organismus braucht die Nahrungsproteine zum Aufbau körpereigener Proteine, und dabei sind die Aminosäuren von wesentlicher Bedeutung. Man unterscheidet zwischen entbehrlichen und unentbehrlichen (früher als «essenziell» und «nicht essenziell» bezeichneten) Aminosäuren. Unentbehrliche Aminosäuren sind solche, die der Körper nicht selbst synthetisieren kann und die daher über die Nahrung aufgenommen werden müssen. Dazu zählen Lysin, Tryptophan, Leucin, Valin, Histidin, Isoleucin, Threonin, Phenylalanin und Methionin.

Da besonders Getreide, das wesentliche Grundnahrungsmittel weltweit, häufig arm an den Aminosäuren Lysin, Tryptophan (besonders arm an Tryptophan ist Mais, der in vielen afrikanischen Staaten das Grundnahrungsmittel schlechthin ist) und Threonin ist – die biologische Wertigkeit pflanzlicher Nahrung liegt bei höchstens 15 Prozent –, ist die Aufnahme dieser Aminosäuren aus anderen Nahrungsquellen wie beispielsweise tierischen Produkten essenziell: Tierisches Eiweiß weist eine durchschnittliche biologische Wertigkeit von 85 bis 90 Prozent auf. Bezugspunkt ist die biologische Wertigkeit von Hühnereiweiß, das auf 100 Prozent gesetzt ist. Zahlreiche Insektenarten enthalten zum Teil hohe Gehalte an unentbehrlichen Aminosäuren und können damit eine Lücke in der Versorgung schließen.

Fette sind die Makronährstoffe mit der größten Energiedichte und damit wichtige Energielieferanten für den menschlichen Organismus. Ein Beispiel für ein besonders fettreiches Insekt ist die Larve der Wachsmotte. Sie hat einen Fettgehalt von fast 60 Prozent in der Trockenmasse. Aber ähnlich wie bei den Proteinen ist bei Fetten nicht nur der Energiegehalt und die absolute Menge von Bedeutung, sondern vor allem auch die Zusammensetzung, also die einzelnen Fettsäuren. Ein Verzehr großer Mengen an gesättigten Fettsäuren weist auf erhöhte Risiken hin, an Arteriosklerose, Darmkrebs oder Übergewicht zu erkranken. Im Gegenzug dazu zeigen zahlreiche Studien eine schützende

Wirkung von langkettigen, mehrfach ungesättigten Fettsäuren in Bezug auf diese Krankheitsbilder. Insektenfette sind grundsätzlich eine gute Quelle mehrfach ungesättigter Fettsäuren. Mehlwürmer etwa enthalten gleich viele ungesättigte Fettsäuren wie Fisch. Ein Nachteil dieser Fettsäuren ist ihre geringere Stabilität, was bedeutet, dass sie schneller ranzig werden als gesättigte Fettsäuren. Da auch die Zusammensetzung der Fettsäuren stark durch die Nahrung der Insekten beeinflusst wird, besteht hier im Rahmen der Zucht von Insekten über die Auswahl geeigneter Futtermittel ein hohes Optimierungspotenzial.

Insekten sind in der Regel auch reich an Mikronährstoffen, also an Vitaminen, Mengenelementen und Spurenelementen. Unter den Mengenelementen sind es die Mineralien Kalzium, Phosphor, unter den Spurenelementen Kupfer, Eisen, Magnesium, Mangan, Selen oder Zink. Bei den Vitaminen dominieren die wasserlöslichen Vitamine der B-Gruppe wie Riboflavin (B2), Pantothensäure (B5), Thiamin (B1), Niacin (B3), Biotin (B7) und vereinzelt Folsäure (B9). Was die fettlöslichen Vitamine betrifft, sieht es weniger gut aus. Der Sagowurm allerdings ist eine sehr gute Quelle für Vitamin E, bei anderen, wie verschiedenen Raupen und Mehlwurmlarven, findet man auch ß-Carotin als Vorstufe von Vitamin A. Bei den Mikronährstoffen zeigt sich eine vergleichbare Variabilität wie bei Fett und Eiweiß, die ebenfalls der Vielzahl der Insektenarten und der Metamorphose geschuldet ist.

In Entwicklungs- und Schwellenländern ist häufig ein Zuwenig an Mikronährstoffen, also an Mineralstoffen und Vitaminen, für Mangelerkrankungen verantwortlich. Über zwei Milliarden Menschen, darunter viele Kinder, leiden an einem offenkundigen oder verborgenen Mangel an Mikro-

Tabelle 2: Mineraliengehalt ausgewählter Insektenarten [mg/100 g] im Vergleich zur empfohlenen Aufnahme für Menschen [mg/Tag, Erwachsener][16]

| | Mineralien [mg/100 g] | | | | | | |
	Eisen	Kupfer	Zink	Magnesium	Natrium	Kalzium	Kalium
Hausgrille	6,3–11,2	0,9–2,0	18,6–21,8	80,0–109,4	435	132–210	1127
Seidenraupe	9,5	2,1	17,8	287,9	275	102	1827
Große Wachsmotte	5,0–7,7	0,3–0,9	6,1–7,9	76,1–90,0	40	60	533
Kurzflügelgrille	4,2	4,8	13,9	101	330	130	1190
Stubenfliege	60,4	3,4	23,7	Keine Angaben	660	2010	Keine Angaben
Wüstenheuschrecke	8,4	6,3	18,6	82	173	70	749
Mehlwurm	3,3–5,5	1,6–1,9	11,2–13,6	210–304	57–140	41–47	835
Empfohlene Aufnahme [mg/Tag]	10/15 (m/w)	1,0–1,5	8/14 (m/w; mittlere Phytatzufuhr)	400/310 (m/w)	1500	1000	4000

nährstoffen. Folgen dieses Mangels sind Störungen des Stoffwechsels, des Immun- und Hormonsystems, der geistigen Entwicklung und des körperlichen Wachstums. Viele dieser Effekte können später nicht durch eine Veränderung der Ernährung rückgängig gemacht werden.

Grundsätzlich haben die meisten Insektenarten einen hohen Eisengehalt. Damit sind sie ein wichtiger Nahrungsbestandteil in der Bekämpfung der gerade in Entwicklungsländern weitverbreiteten Eisenmangelanämie, laut Weltgesundheitsorganisation die häufigste Mangelkrankheit überhaupt. In Entwicklungsländern leiden nach Schätzungen jede zweite Schwangere und etwa 40 Prozent der Vorschulkinder an Eisenmangel. In der Regel ist der Eisengehalt von Insekten nicht recht viel höher als der von Rindfleisch (im Schnitt etwa 3,5 beziehungsweise 5 mg/100 g Trockenmasse). Manche Insekten schneiden jedoch deutlich besser ab. So weisen Heuschrecken zwischen 8 und 20 mg/100 g Trockenmasse auf. Ein hervorragender Eisenlieferant ist die Mopane-Raupe mit 31 bis 77 mg/100 g Trockenmasse. Vergleichbare positive Relationen zum Rindfleisch liegen für den Gehalt an Zink vor: Rindfleisch hat im Schnitt 12,5 mg/100 g Trockenmasse, der Sagowurm zum Beispiel 26,5 mg/100 g Trockenmasse.

Lassen Sie mich die ernährungsphysiologische Bedeutung von Insekten als Ersatz für tierische Produkte am Vergleich der Zusammensetzung von Mehlwürmern und Rindfleisch darstellen.[17] Der Mehlwurm, die Larve des Mehlkäfers (speziell der Art *Tenebrio molitor*), wird als besonders geeignetes Insekt zur Produktion in großem Maßstab in Industrienationen betrachtet. Dafür gibt es mehrere Gründe: Mehlkäfer sind auch in gemäßigten Temperaturzonen heimisch – und daher häufig auch in unseren Bäckereien anzutreffen, was allerdings nichts mit mangelnder Hygiene zu tun hat –, sie haben einen kurzen Lebenszyklus, und wir haben bereits Erfahrung mit der Zucht dieser Tiere, vor allem als Nahrung für insektenfressende Vögel, Hamster, Mäuse und andere Haustiere sowie als Köder für Angler.

Ein ganz wesentlicher Unterschied ist zunächst, dass der Mehlwurm vollständig, also zu 100 Prozent, für die Ernährung des Menschen genutzt werden kann. Beim Rind sind es hingegen nur etwa 40 Prozent der Lebendmasse beziehungsweise des Schlachtkörpers. Betrachtet man allein die essbaren Anteile, haben Mehlwürmer generell einen geringgradig niedrigeren Fett- und Proteingehalt und damit eine geringere Gesamtenergie als Rindfleisch. Dies beruht auf dem etwas höheren Wassergehalt des Mehlwurms. Aber für die ernährungsphysiologische Bewertung ist ja nicht der absolute Gehalt an Proteinen entscheidend, sondern vor allem deren Aminosäurezusammensetzung. Rindfleisch hat höhere Werte bei Glutamin (entbehrliche Aminosäure) sowie Lysin und Methionin (beides unentbehrliche), aber niedrigere bei Isoleucin, Leucin und Valin (alle drei unentbehrlich) sowie Tyrosin und Alanin (beide entbehrlich). Während die gesättigten Fettsäuren Palmitol, Palmitin und Stearin im Rindfleisch höher sind, finden sich beim Mehlwurm vor allem die mehrfach ungesättigten essenziellen Linolsäuren. In etwa gleichauf liegen Mehlwürmer und Rindfleisch bei den Mineralstoffen Kupfer, Natrium, Kalium, Eisen, Zink und Selen. Dafür haben Mehlwürmer wieder allgemein höhere Vitaminwerte – mit einer Ausnahme: Beim Vitamin B12 schneidet Rindfleisch besser ab.

Ganz ähnlich sieht es bei einem Vergleich von Rind und Grille aus, wie die folgende Abbildung (FAO, 2012) zeigt:

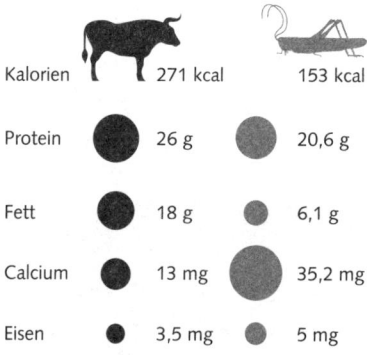

Kalorien		271 kcal	153 kcal
Protein		26 g	20,6 g
Fett		18 g	6,1 g
Calcium		13 mg	35,2 mg
Eisen		3,5 mg	5 mg

Abb. 5: Vergleich Rind und Grille. Angaben je 100 g

Noch besteht allerdings Forschungsbedarf, ob ein Verzehr größerer Mengen von Insekten über einen längeren Zeitraum gesundheitlich unbedenklich ist. Um in großen Produktionsanlagen, also bei einer Massenproduktion, Infektionen vorzubeugen, könnte zudem der Einsatz von Antibiotika und anderen Arzneimitteln notwendig werden. Des Weiteren besteht Forschungsbedarf zur Identifikation möglicher Allergene, zur Weiterverarbeitung von Insekten zu Grund- und Halbfertigprodukten und zur Isolation von Proteinen, Fetten sowie anderen Inhaltsstoffen.

Einen wesentlichen Anteil an den unverdaulichen Bestandteilen von Insekten macht der chitinhaltige Panzer adulter Tiere aus. Chitin ist mit Cellulose der am weitesten verbreitete Vielfachzucker, ein sogenanntes Polysaccharid. Es ist im Übrigen nicht das Chitin an sich, das einen Insektenpanzer hart macht, vielmehr ist es für dessen Weichheit und Biegsamkeit verantwortlich. Hart wird der Panzer erst durch das Zusammenwirken mit dem Strukturprotein Sklerotin. Das «Abfallprodukt» Chitin aus Insektenhäuten und

-panzern, das bei der Herstellung von Lebens- und Futtermitteln auf Insektenbasis anfällt, lässt sich aber als Wertstoff nutzen. Es gibt bereits Untersuchungen, inwieweit es zu biobasierten Kunststoffen beispielsweise für die Textilfabrikation verarbeitet werden kann. So könnte es als filmbildender Überzug zum Schutz von Garnen bei deren Verarbeitung (ein sogenanntes Schlichtmittel) verwendet werden oder zur funktionellen Oberflächenbeschichtung, um Textilien wie zum Beispiel Sport- oder Arbeitskleidung wasserabweisend zu machen, und so die zurzeit verwendeten umweltschädlichen Fluorkarbone ersetzen.

Im Gegensatz zum Menschen und zu den meisten Säugetieren verfügt die Ordnung der Insektenfresser mit ihren Vertretern wie Igel, Maulwurf oder Spitzmaus über bis zu fünf verschiedene Chitin verdauende Enzyme – sogenannte Chitinasen. Jüngste Untersuchungen konnten zeigen, dass auch die Ursäuger diese Enzyme hatten. Im Lauf der Evolution veränderte sich aber die Ernährungsweise der Säugetiere, und in der Folge änderten sich auch ihre Enzyme. Spuren von Chitinase-Genen finden sich im Genom so verschiedener Tierarten wie Katze, Pferd, Eisbär oder Primat – einschließlich des Menschen. Wissenschaftler von der University of California in Berkeley entdeckten in unserem Genom aber nicht nur die Reste von drei urtümlichen Säugetiergenen, die es unseren Vorfahren ermöglichten, Insekten zu verdauen, sondern auch eine funktionstüchtige Chitinase. Außerdem fanden sie heraus, dass eine Art desto mehr funktionale Gene hat, je höher der Anteil an Insekten in ihrer Nahrung ist.

2. Ökologische Aspekte der Insektenzucht

Die Nutzung von Insekten als Nahrungs- und vor allem als Eiweißquelle für Mensch und Tier hat positive Auswirkungen auf die Umwelt. Insekten brauchen zum Werden und Gedeihen weit weniger Futter, Wasser und Landfläche als etwa Schwein, Geflügel oder Rind.

Als wechselwarme Tiere, deren Körpertemperatur sich der Umgebungstemperatur anpasst, müssen sie anders als die gleichwarmen Säugetiere, etwa Rind und Schwein, oder die ebenfalls gleichwarmen Vögel, respektive Geflügel, wenig bis keine Energie zur Aufrechterhaltung ihrer Körpertemperatur aufwenden, sodass ein größerer Anteil des Futters in essbare Körperteile umgewandelt wird. Anders formuliert: Ihre Umwandlung von Futter zu Fleisch ist weit effizienter. Die Umwandlungsrate ist zwar von Art zu Art unterschiedlich hoch und hängt auch von Faktoren wie zum Beispiel der Art, der Haltung und der Fütterung ab, im Durchschnitt aber benötigen Insekten etwa zwei Kilogramm Futter, um ein Kilogramm Körpermasse zu «produzieren». Das klingt nach relativ viel, doch wenn man sich im Vergleich dazu unsere herkömmlichen Proteinlieferanten anschaut, ist es verblüffend wenig: Rinder brauchen dafür nämlich vier- bis fünfmal mehr Futter, Schweine benötigen je nach Rasse 2,3 bis 5 Kilogramm und Hühner je nach Rasse etwa 2,5 bis 3 Kilogramm.

Aber wie schon beim Vergleich von Mehlwurm und Rind angesprochen: Körpermasse ist nicht gleich Fleisch. Vergleicht man die tatsächlich essbaren Teile, schneiden Insekten sogar noch deutlich besser ab. Grillen zum Beispiel sind zu 80 Prozent «verwertbar», von Huhn und Schwein sind nur etwa 55 Prozent essbar, vom Rind sogar nur 40 Prozent. Anders formuliert, haben Grillen eine doppelt so hohe

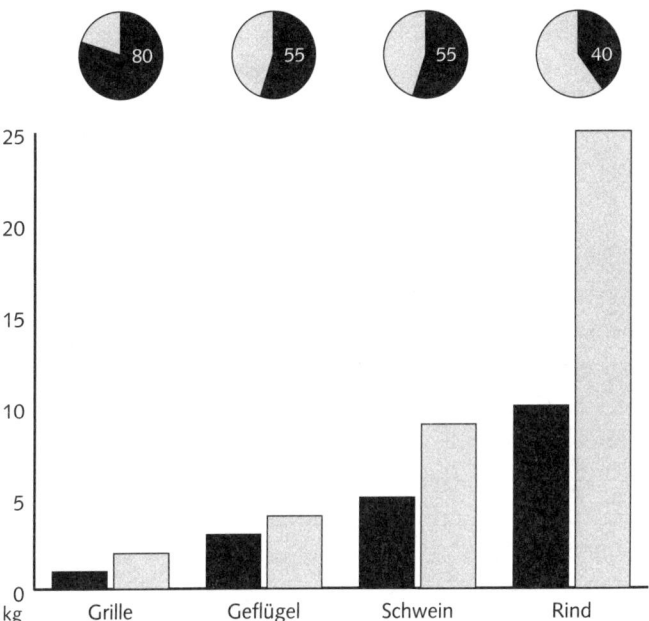

Abb. 6: Umwandlungseffizienz von Futter in Lebendgewicht (kg Futter/kg Lebendgewicht) und essbaren Fleischanteilen (kg Futter/kg essbarer Fleischanteil)

Futterverwertungseffizienz wie Hühner, eine viermal höhere als Schweine und eine bis zu zwölfmal (!) höhere als Rinder. Unter Berücksichtigung der verwertbaren Anteile ist der Umwandlungsfaktor von Insekten dem von Fischen vergleichbar. Nimmt man als Messwerte die Ackerfläche, die es braucht, um ein Kilogramm «Produkt» zu erzeugen, werden die Zahlen noch anschaulicher: Für ein Kilogramm Rind werden 200 Quadratmeter Ackerfläche benötigt, für ein Kilogramm Schwein 50 Quadratmeter. Und für ein Kilogramm Grille? Sage und schreibe nur 15 Quadratmeter.

Nicht nur die absolute Menge an Futter ist entscheidend, sondern auch, was gefressen wird. Während die typischen landwirtschaftlichen Nutztiere mit uns Menschen um die gleiche pflanzliche Nahrung konkurrieren, ernähren sich Insekten von einer Vielzahl von Pflanzen, die sowohl wir als auch unsere Nutztiere verschmähen. Sie stehen damit weder in einer direkten Nahrungskonkurrenz zu uns Menschen noch zu unseren üblichen Fleischlieferanten.

Insekten können sogar mit Bioabfällen, zum Beispiel Lebensmittelresten oder tierischen Abfällen, oder gar Ausscheidungsprodukten, also Dung, gefüttert werden, die dadurch in qualitativ hochwertiges Protein umgewandelt werden. Unter solchen Bedingungen gezüchtete Insekten können bedenkenlos als Tierfutter verwendet werden, dürfen allerdings aufgrund sehr restriktiver Reglementarien nicht als Nahrungsmittel für Menschen genutzt werden – obwohl ja jeder Kleingärtner seine Bioabfälle kompostiert und den Kompost dann auf seinen Beeten verteilt und jeder Landwirt Gülle auf seinen Feldern ausbringt, auf denen die nächste Generation von Salaten, Radieschen, Karotten oder was auch immer heranwächst.

Die FAO schätzt den globalen Abfall, der entlang der Wertschöpfungskette von Lebensmitteln sowie beim Konsumenten anfällt, auf ein Drittel der gesamten Nahrungsmittelproduktion. In Zahlen: auf etwa 1,3 Milliarden Tonnen, wovon jeweils etwa 20 Prozent auf Fleisch, Gemüse und Obst entfallen. 1,3 Milliarden Tonnen! Pro Jahr! Was für ein Irrsinn! 173 Milliarden Kubikmeter Wasser und etwa 198 Millionen Hektar landwirtschaftlicher Nutzfläche werden dafür verschwendet. Die Möglichkeit, Insekten mit diesen Abfällen zu füttern, wäre eine sehr attraktive Option. Von besonderem Interesse sind dabei zwei Arten: die

Schwarze Soldatenfliege *(Hermetia illucens)* und die Stubenfliege *(Musca domestica)*. Beide Spezies können mit Nah-
rungsabfällen aller Art – und mit Mist – gefüttert werden.

Insekten haben aber nicht nur einen deutlich geringeren
Verbrauch an Futter, sie kommen auch mit weit weniger
Wasser aus als Rind, Schwein & Co. Für die Erzeugung von
einem Kilogramm Proteinquelle braucht es beim Rind
22 Liter Wasser, beim Schwein 3,5 Liter und beim Huhn
2,3 Liter. Und wie sieht die Bilanz bei Insekten aus? Da
wird weniger als 1 Liter Wasser benötigt.

Ein weiterer für die Umwelt positiver Punkt ist die geringere Emission von Treibhausgasen. Nur wenige Insekten,
zum Beispiel Termiten und Küchenschaben, produzieren
überhaupt Methan. Der Ausstoß von Ammoniak ist ebenfalls weit geringer als in der traditionellen Viehhaltung. Die
durchschnittliche Abgabe von Treibhausgasen durch die
Produktion von einem Kilogramm Masse beträgt beim
Rind 2,850 Kilogramm, beim Schwein 1,130 Kilogramm,
beim Huhn 0,3 Kilogramm – und bei Grillen beispielsweise
nur 0,001 Kilogramm.

Außerdem ist die Insektenzucht weniger flächenabhän-
gig als die konventionelle Tierproduktion. Bei der Insektenzucht kann die Fläche durch vertikale Stapelung um ein Vielfaches vermehrt werden. Dies ist ein nicht unwesentlicher
Vorteil, der auch bei der Frage, warum sich Insekten aus ökonomischer Sicht zur Zucht eignen, eine große Rolle spielt.

- -

Exkurs: Insekten auf dem Weg zum Mars

Astronauten auf ihren Raumflügen und in einer Weltraum-
station mit Lebensmitteln zu versorgen ist eine große Herausforderung. Ein Astronaut braucht täglich 1,8 Kilogramm Nah-

rung, für eine dreijährige Marsmission mit vier Crewmitgliedern werden also etwa 8000 Kilogramm benötigt. Das offensichtliche Problem dabei ist, dass es «dort oben» ja keine Möglichkeit gibt, die Vorräte aufzufüllen. Noch, denn es wird intensiv an der Entwicklung in sich geschlossener, bioregenerativer Lebenserhaltungssysteme gearbeitet, um irgendwann Gewächshäuser im Weltraum betreiben zu können. Der grundlegende Gedanke dabei ist, mithilfe fotosynthetischer und mikrobiologischer Prozesse Stoffwechselprodukte zu regenerieren und Lebensmittel zu produzieren. Anders formuliert: Pflanzen binden Kohlendioxid und produzieren Sauerstoff, können Abwässer recyceln und menschliche Ausscheidungen als Dünger nutzen, und sie produzieren wertvolle Lebensmittel. Mikroorganismen können biologisch abbaubare Abfälle in ihre chemischen Grundsubstanzen (CO_2, Wasser und Mineralien) zerlegen. Eine der größten Herausforderungen ist, herauszufinden, welche Pflanzen sich unter den besonderen Rahmenbedingungen des Weltraums – beispielsweise kaum bis keine Schwerkraft oder Einwirkung von Strahlungen – und eines in sich geschlossenen Systems am besten für die Aufgabe der Fotosynthese und/oder als Nahrung eignen und welches Verhältnis von Pflanzen, Mikroorganismen und Menschen optimal ist.

Bioregenerative Lebenserhaltungssysteme würden nicht nur das Luft-, Wasser- und Abfallmanagement in Raumfähren und Weltraumstationen revolutionieren, sondern vor allem auch die Nahrungsqualität ganz erheblich verbessern. Besonders die Vitamine leiden, wenn Nahrungsmittel über lange Zeit gelagert werden. Und vom ernährungsphysiologischen Aspekt ganz abgesehen, wäre es für die Astronauten sicher ein Genuss, statt der gefriergetrockneten Nahrung zur Abwechslung ab und zu einmal frisches Gemüse essen zu können. Für das weltraumbasierte Agrarsystem werden Reis, Sojabohnen, Süßkartoffeln und grünes oder gelbes Gemüse wie Kohl oder Ähnliches ausgewählt. Diese Pflanzen liefern Energie, Rohfaser, Eiweiß, Fett, Vitamine und Mineralstoffe. Als optimale Kombination wurden je 300 Gramm Reis und Gemüse, 100 Gramm Sojabohnen und 200 Gramm Süßkartoffeln festgelegt. Diese Kombination deckt jedoch nicht vollständig den Bedarf an Mikro- und Makronährstoffen.

Als Ergänzung zur pflanzenbasierten Nahrung wird die Haltung von Tieren erforscht. Besonders Insekten könnten einen wesentlichen Beitrag sowohl zum Ökosystem als auch als wichtige Eiweißquelle leisten. Ein wichtiger Punkt ist, dass sie in keiner direkten Nahrungskonkurrenz zum Menschen stehen dürfen. Also geht es vor allem darum, Insekten auszuwählen, die für Menschen ungeeignete Pflanzenteile oder minderwertige Biomasse verzehren und sich so in hochwertige Nahrung umwandeln. Insekten könnten in ihren verschiedenen Lebensstadien, wie Larven oder Puppen, auch als Futter für Vögel und Fische dienen, die ihrerseits wiederum den Speiseplan der Weltraumforscher erweitern würden. Und letztlich könnten die Ausscheidungsprodukte der Insekten direkt als Fischfutter Verwendung finden.

Aus ökologischer Sicht spricht also viel für die Insektenzucht. Doch um die tatsächlichen ökologischen Vorteile zu beurteilen, reicht eine Betrachtung einzelner Aspekte nicht aus; es muss eine Ökobilanz, eine Lebenszyklusanalyse erstellt werden, bei der systematisch die Umweltwirkungen während des gesamten Lebenswegs des Insekts untersucht werden. Die beiden Forscher Dennis Oonincx und Imke de Boer von der Universität Wageningen ermittelten am

Beispiel des Mehlwurms den ökologischen Effekt der Eiweißproduktion für den Menschen. Sie verglichen den Beitrag der Mehlwurmzucht zu Treibhausgasemissionen – durch die Atmung der Tiere, die Produktion und den Transport ihres Futters, die Klimatisierung der Zuchtanlage etc. –, die genutzte Landfläche sowie den Energieverbrauch und kamen zu dem Ergebnis, dass die Produktion von einem Kilogramm essbarem Protein aus Mehlwürmern zwar in etwa denselben Energiebedarf hat wie die Produktion derselben Menge aus Milch, Schweine- und Geflügelfleisch, aber beim Ausstoß von Treibhausgasen beziehungsweise beim Einfluss auf die globale Erderwärmung und beim Bedarf an landwirtschaftlicher Nutzfläche deutlich besser abschneidet. Insgesamt betrachtet, so ihre Schlussfolgerung, ist der Mehlwurm eine überzeugende nachhaltige Alternative zu Milch, Hühnchen, Schwein oder Rind.[18]

Die Annahme allerdings, dass der Verzehr von Insekten grundsätzlich nachhaltig sei, ist nicht immer richtig. So kann der Fang in freier Wildbahn zu einer bedrohlichen Dezimierung der Wildbestände führen, wie man gut am Beispiel der Riesenwanze *(Lethocerus indicus)* aufzeigen kann. Wegen ihres besonderen Aromas erzielen die männlichen Tiere in Thailand Preise, die weit über dem von Schweine- und Rindfleisch liegen. In Thailand nimmt daher das Vorkommen der Riesenwanze in der Natur ständig ab, woran allerdings auch der vermehrte Einsatz von Pestiziden seinen Anteil haben kann. Als Folge nimmt der Import aus anderen Ländern der Region wie Laos, Vietnam und Kambodscha zu. Alternativen sind künstliche Aromen oder die Zucht. Die Zucht der Riesenwanze ist jedoch schwierig. Die größte Herausforderung liegt darin, dass Riesenwanzen Räuber sind, die lebende Beutetiere wie kleine Frösche und Fische brauchen.

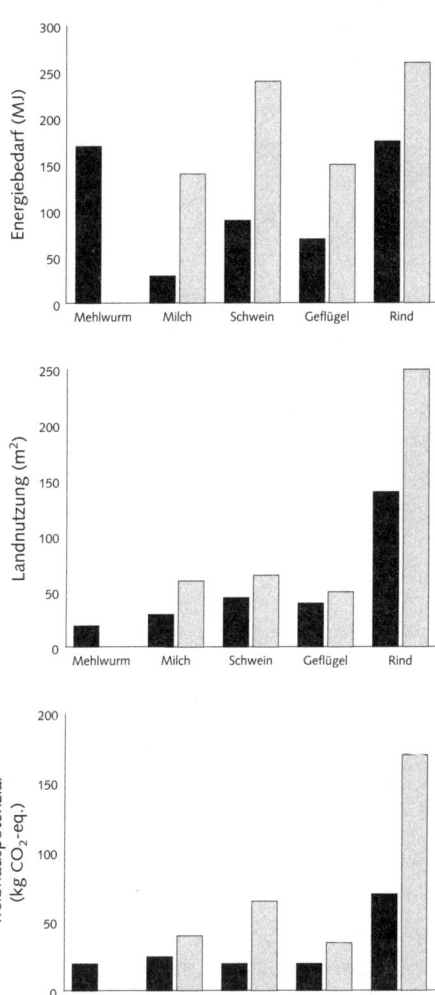

Abb. 7: Umwelteinfluss Insekten im Vergleich zu landwirtschaftlichen Nutztieren, bezogen auf 1 kg essbaren Proteins

3. Ökonomische Aspekte der Insektenzucht

Auch aus wirtschaftlicher Sicht kann die Insektenzucht mit gleich mehreren Pluspunkten aufwarten. Einer davon ist, wie schon erwähnt, der geringe Platzbedarf, sodass sie nicht nur auf dem Land, sondern in kleinerem Maßstab auch in der Stadt betrieben werden kann. Außerdem erfordert sie nur einen sehr geringen technischen Aufwand und stellt wenig Ansprüche an die Ausstattung, ist also nicht sehr kapitalintensiv. Als Unterschlupf für Grillen zum Beispiel können Eierschachteln verwendet werden. Da Insekten keinen Urin absondern, bleiben die Schachteln schön trocken.

Insekten – im Zusammenhang mit der Zucht auch als Kleinstvieh oder Mini-Livestock bezeichnet – haben außerdem eine weit höhere Reproduktionsrate als landwirtschaftliche Nutztiere, was bedeutet, dass investiertes Kapital schneller Rendite abwirft: Heimchen *(Acheta domesticus)* zum Beispiel, die am häufigsten gezüchtete Grillenart, legen in einem Zeitraum von ein bis zwei Wochen im Durchschnitt um die 1500 Eier, abhängig von der Nahrung: «Vegetarisch» ernährte Grillen legen weniger Eier als mit tierischem Eiweiß gefütterte. Innerhalb von zwei bis sechs Wochen – je nach Temperatur: je wärmer, desto eher – schlüpfen die Larven, und nur wenige Wochen später sind sie ausgewachsen. Wie lange es dauert, bis sich die Larven zur sogenannten Imago, zum fertig ausgebildeten und geschlechtsreifen Insekt, häuten, ist von der Nahrung *und* der Temperatur abhängig.

Die niedrigen ökonomischen Barrieren eröffnen auch armen Bevölkerungsschichten – und das sind nicht nur in Asien und Afrika meist noch Frauen und Landlose – die Möglichkeit, in die Insektenzucht einzusteigen und so den Lebensunterhalt zu verdienen. Dadurch leistet die Nutzung

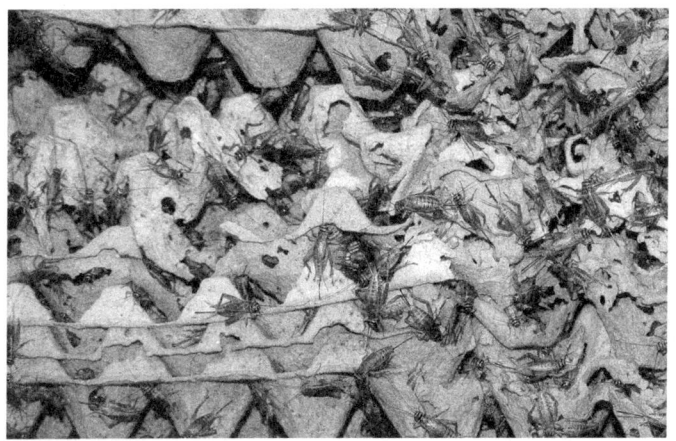

Abb. 8: Billigmöbel in der Grillenzucht: Eierkartons dienen als Rückzugsraum

von Insekten einen wesentlichen Beitrag zur Verbesserung der Lebensqualität von sehr vielen Menschen. Abgesehen davon, dass Insekten eine hochwertige Nahrungsquelle sind, können sie also auch hinsichtlich der ökologischen, der ökonomischen und der sozialen Faktoren mit einem dicken Plus aufwarten.

Einige Start-up-Firmen bringen bereits kleine Indoor-Zuchtanlagen auf den Markt. Mit einer solchen «Schreibtisch-Farm», zum Beispiel dem Hive Home des Unternehmens LIVIN Farms, soll man Mehlwürmer in der eigenen Küche effizient züchten können und unter optimalen Bedingungen, so versprechen es die Hersteller, wöchentlich bis zu 500 Gramm Insekten «ernten» können. Der Preis für eine solche Anlage betrug etwa 625 Euro. «Betrug» daher, weil die erste Version dieser Minifarm bereits ausverkauft ist.

Insektenzucht – der Markt von morgen?

Trotz der Umweltproblematik in der herkömmlichen Fleischproduktion, trotz des jetzt schon steigenden Bedarfs an tierischem Eiweiß weltweit, trotz erster Anzeichen eines Um-
denkens hinsichtlich des Verzehrs von Insekten im Westen
und all der anderen aufgezählten Gründe ist die Zucht von
Insekten noch nicht weit entwickelt. «Zucht» ist genau genommen nicht der korrekte Ausdruck, da die Insekten einfach «nur» gehalten und vermehrt werden, aber keine Zucht
im eigentlichen Sinn stattfindet, also keine gezielte genetische Veränderung vorgenommen wird.

In den Regionen der Welt, in denen Insekten ganz selbst-
verständlich auf dem Speiseplan stehen, kommen sie in der
Regel im Überfluss vor, sodass sie schlichtweg eingesammelt werden können; sie sind also üblicherweise Wildfänge. Natürlich sollte die durch eine ständig wachsende
Weltbevölkerung steigende Nachfrage nicht durch Wildfänge gedeckt werden, sonst ist auch hier bald das Ende der
Fahnenstange erreicht – von weitreichenden Folgen für die
Umwelt wie ausbleibender Bestäubung von Pflanzen oder
Nahrungsmangel bei insektenfressenden Tieren ganz abgesehen. Zuchtfarmen gibt es bislang vergleichsweise selten
und wenn, dann sind es meist Familienbetriebe, die in klei-
nem Maßstab produzieren, so wie die Grillenfarmen in
Thailand.

Vorbild en miniature: Grillenfarmen in Thailand
Thailand ist das Zentrum des Insektenverzehrs und der Insektenproduktion. Vor allem in den ländlichen Regionen im Norden und Nordosten des Landes, wo die Erde weniger fruchtbar ist und es zudem häufig sowohl Überschwemmungen als auch Dürrezeiten gibt, werden seit jeher Insekten gesammelt und gegessen. Sie sind dort – nicht nur in Notzeiten, sondern vor allem auch wegen ihrer Schmackhaftigkeit – ein Bestandteil der traditionellen Nahrung. Während in den letzten Jahrzehnten der Insektenkonsum in vielen Gegenden der Welt zurückging (nicht zuletzt, weil sich die einheimische Bevölkerung – zumindest die, die es sich leisten kann – zunehmend an den Konsumgewohnheiten des reichen Westens orientiert), steigt er in Thailand seit Jahren sprunghaft an, und zwar landesweit, das heißt selbst in urbanen Regionen. Der bekannte und sehr geschätzte Entomologe Alan Louey Yen sah die Ursache darin, dass mit dem Aufkommen des Massentourismus immer mehr Thailänder aus dem Norden und Nordosten des Landes auf der Suche nach Arbeit nach Bangkok und weiter in den Süden zogen – und mit ihnen ihre Essgewohnheiten.[19]

Manche Insektenarten waren in ganz Thailand bald derart beliebt, dass die Nachfrage nicht mehr aus dem heimischen Vorkommen befriedigt werden konnte und der Bedarf teilweise durch Importe aus dem Ausland (häufig Kambodscha) gedeckt werden musste. Wie man sich denken kann, trieb dieses altherkömmliche Spiel von Angebot und Nachfrage den Preis in die Höhe, sodass manche Insektenarten nun teurer sind als Rind-, Schweine- oder Hühnerfleisch.

Grundsätzlich werden in Thailand etwa 200 Insektenarten gegessen, jedoch nur wenige davon regelmäßig und in großen Mengen. Mit Abstand am beliebtesten sind Heuschrecken – allen voran Grillen und speziell Heimchen *(Acheta domesticus)* aus der Familie der Echten Grillen – sowie Riesenwasserwanzen, gefolgt von Sagowürmern, Weberameisen und Seidenraupen. Zwar sind viele der Insekten, die die thailändische Küche bereichern, nach wie vor Wildfänge – ob nun aus Thailand selbst oder etwa aus Kambodscha –, doch stammen immer mehr auch aus Zuchten. Es werden vor allem vier Arten gezüchtet: Grillen, Seidenraupen, Sagowürmer und Mehlwürmer. Während die ersten drei Arten vor allem ihren Weg in die menschliche Ernährung finden, werden die Mehlwürmer üblicherweise als Futter für Fische, Vögel oder Eidechsen genutzt.

Die Grillenzucht begann im Wesentlichen im Jahr 1998. Ab da wurden zahlreiche Grillenfarmen gegründet, in erster Linie von Kleinbauern und zunächst vor allem in der Region Isaan im Nordosten des Landes, wo Entomologen und Landwirtschaftsspezialisten an der Universität von Khon Kaen, an der ich eine Gastprofessur habe, Methoden zur kostengünstigen Zucht von Grillen entwickelten. Mittlerweile gibt es etwa 20 000 Grillenzüchter, und neben zahlreichen Kleinbauern etablieren sich zusehends auch Großbetriebe. Die thailändische Insektenindustrie entwickelt sich sehr stark, und unterdessen überzieht ein ausgeprägtes überregionales und gut organisiertes Netzwerk aus Sammlern, Züchtern, Mittelsmännern, Großhändlern, Straßenverkäufern und Supermärkten das gesamte Land. Die Produktion von Grillen liegt bei durchschnittlich 7500 Tonnen pro Jahr.

Das Jahreseinkommen durch alle essbaren Insekten beträgt etwa 22 Millionen Euro. Man kann mit Recht sagen, dass sich mittlerweile viele Thailänder ein goldenes Näschen mit Insekten verdienen.

Im Zusammenhang mit dieser Entwicklung der Insektenzucht in Thailand wird intensiv an der Verbesserung der Fütterungs- und Produktionsverfahren geforscht und werden Vermarktung und Vertriebskanäle optimiert. Hier ist noch jede Menge Aufklärungsarbeit und auch Forschung nötig – nicht zuletzt, um baldmöglichst die Wildfänge einzudämmen, da immer mehr wildlebende Populationen vom Aussterben bedroht sind.

Wie auch bei anderen Lebensmitteln meist üblich, werden die Insekten – ob Wildfänge oder auf Farmen gezüchtete – entweder an Einzelhändler verkauft oder, weit häufiger, an Großhändler, die sie dann an lokale Märkte, an Supermärkte oder Minimärkte (unseren Tante-Emma-Läden ähnlich) liefern, wo sie gefroren oder vorgekocht angeboten werden. Und wie jeder Tourist weiß: Geröstet oder frittiert findet man sie auch als Streetfood – quasi das Äquivalent zu unseren gebrannten Mandeln oder gerösteten Maroni – an unzähligen kleinen Verkaufsständen von Chiang Mai über Bangkok bis Phuket.

Eine wachsende insektenverarbeitende Industrie macht es nun auch möglich, Insekten daheim vor dem Fernseher zu knabbern. Bei einem meiner letzten Aufenthalte in Thailand entdeckte ich in einem Supermarktregal kleine Dosen und Beutelchen mit getrockneten oder frittierten Grillen und Seidenraupen. Durch die so positiven und facettenreichen Genusserlebnisse auf Märkten, in Restaurants und auf der Insektenfarm auf den Geschmack gekommen, kaufte ich mir zwei Tütchen, um abends im Hotelzimmer etwas Leckeres zu knabbern zu haben: «White Cricket crispy», gesalzene

Heimchen, und «Fried Chrysalis», gesalzene Larven des Seidenspinners, also Seidenwürmer. Auf die Geschmacksrichtungen BBQ und Käse (in Thailand!) verzichtete ich. Auf der Packung mit den Seidenwürmern gab es eine ansprechende bebilderte Verzehrempfehlung. Das Bild besagte eindeutig: Iss die Chrysalis zusammen mit einem kühlen Bier. Also legte ich noch ein gutes thailändisches Singha-Bier in den Einkaufskorb. Am späten Abend auf meinem Zimmer angekommen, konnte ich die Snacks endlich probieren. Gespannt und voller Vorfreude öffnete ich das erste Tütchen – welche Enttäuschung schon beim Anblick. Lauter kleine schrumpelige Gebilde von wenigen Gramm Gewicht. Und dann erst der Geschmack: trocken, staubig und salzig, mehr nicht. Die Verzehrempfehlung war wirklich sehr passend. Man braucht ein Bier, um den Staub hinunterzuspülen.

Insekten als mehr oder weniger überzeugender Knabberspaß für zu Hause sind – die Novel-Food-Verordnung machte es möglich – nun auch in Europa angekommen. Im Internet wird man schnell fündig und trifft auf eine erstaunlich große Auswahl: gefriergetrocknete Grillen, Buffalo- oder Mehlwürmer «pur», geröstete Grillen «Salt & Vinegar», geröstete Grillen und Mehlwürmer in den Geschmacksrichtungen Thymian, Curry, «Tapas», «Salsa» oder Barbecue, mit Fleur de Sel, mit Wildkräutern oder mit rosa Pfeffer verfeinerte geröstete Heimchen ...

Infolge des Insektenhypes gibt es mittlerweile – wie in der klassischen Tierproduktion – eine Aufgabenteilung in Grillen*zucht* und Grillen*mast*, sodass zum Beispiel auch Eier an andere Insektenfarmen verkauft werden. Und der Abfall, der bei der Zucht anfällt, kann ebenfalls verkauft werden: als Dünger. Ein sonderlich einträgliches Geschäft ist dies allerdings nicht, da Insekten zu über 80 Prozent verwertbar sind, also weniger als 20 Prozent ungenutzte Biomasse anfallen. Im Vergleich: Bei herkömmlichem Mastvieh – Rindern, Schweinen etc. – bleiben über 60 Prozent der Biomasse, bestehend aus Knochen, Haut und so weiter, ungenutzt.

Natürlich nutzte ich einen meiner Aufenthalte in Khon Kaen, um eine typische Grillenfarm zu besichtigen. Was bei unseren Schweinemastanlagen der Geruch ist, ist bei Grillenfarmen ein beinahe ohrenbetäubendes Zirpen: Schon von weitem weiß man, was einen erwartet. Aber das, was ich dann sah, hatte ich mir irgendwie anders vorgestellt. Hinter einem halb verfallenen Zaun tat sich eine Zucht- und Aufzuchtstation für Heimchen auf. Konsumenten bevorzugen diese Grillenart, die ursprünglich aus den gemäßigten Regionen Europas und Amerikas stammt, da sie einen besseren Geschmack als die einheimischen Grillenarten haben. Besonders beliebt sind auch hier wieder trächtige Weibchen, da die Eier so schön knusprig sind.

In poolähnlichen, aber natürlich viel kleineren und nur etwa 80 Zentimeter hohen Betonbecken wuselten Millionen, ja Abermillionen von Grillen unterschiedlichen Alters und Größe umher. Die weißen Außenwände und die blauen Innenwände der Behälter verstärkten den Eindruck von Minischwimmbädern noch. Die Becken waren mit Erde gefüllt – andere Farmer verwenden auch Reishülsen – und mit Eierkartons bestückt, die den unendlich zahlreichen und unendlich lauten Tieren Unterschlupf boten. Tabletts mit Nährsubstrat oder Frischfutter, das sowohl pflanzlichen als auch tierischen Ursprungs sein kann, und Wassernäpfe vervollständigten die Ausstattung. Mit Klebeband befestigte Netze verhindern einerseits, dass die Tiere entkommen, andererseits, dass sich Fressfeinde über sie hermachen, denn die Zuchtbecken stehen häufig mehr oder weniger im Freien, nur durch ein Dach vor der Sonneneinstrahlung geschützt. Auf manchen Farmen werden statt Betonbecken Plastikbehälter verwendet. Diese haben den Vorteil, dass sie leicht umgesetzt werden können, aber den Nachteil, dass sie nicht sehr langlebig sind, also öfter ersetzt werden müssen, und dass sich die Hitze in ihnen viel eher staut als in Betonbecken.

Sofern die Eier nicht abgesammelt werden, um sie an lokale Kleinzüchter zu verkaufen, bleiben die geschlüpften Grillen bis zur «Ernte» in den Becken. Grillen, die das richtige Endgewicht von etwa einem Gramm erreicht haben, werden eingesammelt und zunächst durch Schockgefrieren schonend getötet. Das ist, auch wenn man es nicht vermuten würde, eine schonende Form, da die Grillen zunächst in biologische Kältestarre verfallen und dann sterben. Schmerzfrei übrigens, da sie wie die allermeisten Insekten – eine bekannte Ausnahme ist die Fruchtfliege – keine Schmerzrezeptoren haben. Anschließend werden sie gründlich gewaschen und, zumindest auf dieser Farm, über offener Flamme vorgekocht. Danach werden sie portioniert und für den Vertrieb eingefroren oder für Gäste auch mal direkt auf der Farm zubereitet. Bei meinem Besuch wurden frisch gesottene Grillen in einer einem Wok ähnlichen Eisenpfanne über offenem Feuer zusammen mit kleinen Lauchzwiebeln, Zitronengras und Kaffir-Limette in Sesamöl angebraten. Einfach und schnell, aber einfach köstlich.

Insektenzucht en gros

Im Westen fand Insektenzucht bis vor kurzem wie in Thailand überwiegend in kleinen Betrieben statt. Sie belieferten mit ihren Produkten bislang vornehmlich Nischenmärkte und beschränkten sich im Wesentlichen auf «tierische» Bereiche: die Zucht von Nahrung für insektenfressende Tiere, von Ködern für Angler, von Fressfeinden zur biologischen Kontrolle von Schädlingen bei Feldfrüchten und von sterilen männlichen Insekten, die in die Natur freigesetzt werden, um so die Ausbreitung von schädlichen Insekten wie beispielsweise der Malaria übertragenden Stechmücke zu reduzieren. Eine Umfrage unter den Firmenmitgliedern der gemeinnützigen EU-Organisation International Platform of Insects for Food & Feed (IPIFF) zeigte, dass es sich bei ihren Unternehmen fast ausschließlich um Start-ups oder kleine und mittlere Firmen und nur bei sechs Prozent um große Firmen handelt. Allen gemein ist jedoch, dass sie sich *ausschließlich* auf Insekten – die Zucht und/oder die Produktion von Grundprodukten wie Mehl und Fettextrakten – spezialisiert haben.

Schätzungen gehen davon aus, dass der Markt für essbare Insekten im Jahr 2030 etwa 8 Milliarden US-Dollar betragen und eine durchschnittliche jährliche Wachstumsrate von 28% haben wird. In Produktionskapazität von Insekten übertragen, würde dies etwa die Produktion von 733 000 Tonnen im Jahr 2030 bedeuten.[20] Sowohl in Asien als auch in Europa, den USA oder Australien liegt die Produktionskapazität aber noch weit unter der von der FAO für die Massentierhaltung definierten Menge von einer Tonne pro Tag. Ein Bedarf an Produktion in großem Maßstab bestand einfach in der Vergangenheit nicht. Erst das zunehmende Interesse in Industrienationen, die bisherigen *Futter*mittelquellen wie Soja, Getreide oder Fischmehl durch Insekten zu ersetzen, führt seit einiger Zeit zu einer intensiven Auseinandersetzung mit den Chancen und den Herausforderungen einer Professionalisierung und Optimierung einer kommerziellen Insektenzucht. In einigen Ländern, beispielsweise China und Südafrika, werden denn auch schon große Mengen zum Beispiel der Schwarzen Soldatenfliege gezüchtet, deren Larven als Futtermittel für die Aquakultur und die Geflügelzucht verwendet werden. Es wäre allerdings in höchstem Maß kontraproduktiv, Insekten en masse aus Asien, Afrika oder Lateinamerika nach Europa zu verschiffen. Und dasselbe gilt natürlich für Insekten als *Lebens*mittelquelle.

Eine grundsätzliche Frage ist, welche Insekten für die Massenproduktion geeignet sind. Dabei müssen viele unterschiedliche Faktoren berücksichtigt werden: die optimale Nährstoffzusammensetzung und die Akzeptanz als Nahrungsmittel seitens der Konsumenten, Aspekte der Fütterung wie Futterumwandlung und Futterkosten, die Reproduktionsbiologie, etwa Dauer der Reproduktionszyklen und Anzahl der Nachkommen, oder die Haltung, unter anderem die Anfälligkeit für Erkrankungen und die Möglichkeit der Haltung in großer Dichte.

Während einige Insekten wie Mehlwürmer mit konventionellen Futtermitteln wie Mehl zufrieden sind oder wie die Schwarze Soldatenfliege gar auf biologischem Abfall gezüchtet werden können, brauchen andere Arten eine spezielle Nahrung, Termiten zum Beispiel Zellulose und Riesenwasserwanzen kleine Frösche und Fische.

Ein wesentlicher, die Produktionskosten stark beeinflussender Faktor ist der große Anteil an manueller Arbeit etwa beim Sortieren der Tiere in den verschiedenen Entwicklungsstadien oder beim Trennen von lebenden und toten Tieren. Dies führt zu vergleichsweise hohen Verkaufspreisen, die in der Regel deutlich über denen von Fleisch liegen können. In Deutschland kosten beispielsweise 100 Gramm getrocknete Mehlwürmer zwischen 15 und 30 Euro. Wenn man sie in Wasser rehydriert, erhält man ein Gewicht von 300 Gramm. Daraus ergibt sich ein Kilopreis von 50 bis 100 Euro. Aus wirtschaftlicher Sicht liegt die größte Herausforderung daher in der Entwicklung von automatisierten Schritten, also in einer möglichst umfassenden Mechanisierung und Standardisierung, um die Zucht in industriellem Maßstab ökonomisch wettbewerbsfähig mit der Produktion von Fleisch oder von Fleischersatz auf Soja- oder anderer pflanzlicher Basis zu machen.

Neben der Zucht zum Verzehr als Ganzes werden Insekten zunehmend auch zu proteinreichen Mehlen oder Fetten weiterverarbeitet. Auch diese Verarbeitungsschritte sind gegenwärtig noch sehr teuer und müssen weiterentwickelt werden, um sie profitabel und einsetzbar für die industrielle Anwendung in der Nahrungs- und Futtermittelproduktion zu machen.

Aufgrund möglicher negativer Einflüsse der Massentierhaltung muss auch eine umfassende Kontrolle der Qualität und der Lebensmittelsicherheit etabliert werden. Insektenzucht im industriellen Maßstab umzusetzen bedarf daher vielfältiger Überlegungen zu den hygienischen Bedingungen der Haltung, den mechanischen Sortierprozessen, der «Ernte», der Nachbehandlung sowie der Lagerung. Und natürlich müssen etwaige unliebsame Folgen bedacht werden, denn die typischen Risiken der Industrialisierung machen vor Insekten nicht halt. So ist zum Beispiel, wie weiter oben schon erwähnt, bisher kaum erforscht, ob und welche Krankheitsgefahren eine Massentierhaltung auf diesem Gebiet birgt.

Ethisch zumindest ist die Massentierhaltung bei Insekten eher weniger problematisch, da sie anders als sonstiges Mastvieh auch in der Natur sehr oft in großer Zahl auf engem Raum zusammenleben.

Insektenzucht für den Futtermittelbedarf

In der Ende Januar 2019 veröffentlichten Ausgabe ihrer jährlichen Erhebung schätzt die Alltech Global Feed Survey die gesamte jährliche Weltproduktion an Tierfuttermitteln im Jahr 2018 auf etwa 1,103 Milliarden Tonnen.[21] Das entspricht einem Wachstum von drei Prozent gegenüber dem Vorjahr. Durchschnittlich wuchs dieser Markt in den vergangenen fünf Jahren um jährlich weit über zwei Prozent. Mit steigender Nachfrage und damit verbunden steigenden Preisen sowie einer gleichzeitig rasch wachsenden Produktion von Fisch in Aquakultur wächst auch hier der Bedarf an alternativen Futterprodukten. Die Schätzungen für die Verwendung von verarbeiteten Insekten als Futtermittel in der Aquakultur gehen von eindrucksvollen 90 Milliarden US-Dollar aus.

Die meisten gezüchteten Insekten dienen heutzutage noch als Lebendfutter für Fische, Amphibien, Reptilien oder Vögel in Privathaushalten sowie in zoologischen Gärten, wobei sich viele Tierhalter die benötigten Insekten selbst heranziehen. Am häufigsten verfüttert werden verschiedene Arten von Grillen, Heuschrecken und Schwarzkäferlarven, allen voran die Larven des Mehlkäfers *(Tenebrio molitor)*, die schon häufig erwähnten Mehlwürmer, die

Larven des Glänzendschwarzen Getreideschimmelkäfers *(Alphitobius diaperinus)*, die unter dem Namen Buffalo-würmer bekannt sind, und die Larven des Großen Schwarz-käfers *(Zophobas morio)*, auch «Superwurm» genannt. Wer einmal einen kleinen Einblick in die Vielfalt der verfütterten Arten bekommen möchte, der besuche eine Zoohandlung und frage nach Lebendfutter für Reptilien, Fische und Vögel.

Doch es weist alles darauf hin, dass Insekten auch in der Nutztierhaltung die wesentlichen Futtermittel, wie Soja, Getreide, Mais oder Fischmehl, ergänzen oder von Fall zu Fall komplett ersetzen können. In Versuchen wurden das Sojamehl im Hühnerfutter und das Fischmehl im Fisch-futter durch Futtermittel auf Insektenbasis ersetzt. Das ist nicht abwegig, da Insekten für beide Tierarten eine ganz natürliche Futterquelle sind. Die Fütterungsversuche mit unterschiedlichen Anteilen von Stubenfliegen, Schwarzer Soldatenfliege oder Heuschrecken zeigten Ergebnisse, die mit der konventionellen Fütterung vergleichbar, wenn nicht sogar besser sind. Bei Masthähnchen können bis zu 15 Pro-zent des Sojaproteins durch Insekten ersetzt werden, bei Legehennen sind sogar 100 Prozent möglich. Bei Fischen können 25 Prozent des Fischmehls ersetzt werden, ohne dass es zu Wachstumseinbußen kommt. Bereits seit Länge-rem werden Insekten als Viehfutter in der Geflügel- und Schweinemast eingesetzt. Weltweit sind die Schwarze Sol-datenfliege, die Stubenfliege und verschiedene Termitenar-ten die wichtigsten Insekten in der Tierfütterung.

Die Schwarze Soldatenfliege findet man weltweit in gro-ßer Zahl im Umfeld von Misthaufen von Geflügel, Schwei-nen oder Rindern. Sehr viele Larven findet man auch in bio-logischen Abfällen wie Gemüseabfällen, Destillierabfällen, Kaffeesatz oder Fisch- und Fleischabfällen. Die Zucht von

Soldatenfliegen kann einen wesentlichen Beitrag zur Reduktion organischen Abfalls leisten, in dem Soldatenfliegen nicht nur die Menge und den Feuchtigkeitsgehalt reduzieren, sondern auch die lästigen und ekelerregenden Gerüche verringern. Weiterhin positiv ist die Tatsache, dass die Soldatenfliege nicht auf noch essbarer menschlicher Nahrung anzutreffen ist, da sie ausschließlich leblose organische Substanz fressen. Neben einem wertvollen Eiweißgehalt (ca. 44 Prozent in der Trockenmasse) hat die Soldatenfliege einen hohen Fettanteil von bis zu 40 Prozent – je nach Entwicklungsstadium und Futter. Aus diesem Fett kann Biotreibstoff hergestellt werden. Aus 1000 Larven auf einem Kilogramm Exkrementen können bis zu 90 Gramm Biotreibstoff gewonnen werden.

Die Hausfliege ist in tropischen Regionen eine wichtige Eiweißquelle für Geflügel. In der Regel werden die Fliegen frisch verfüttert. In der intensiven Geflügelhaltung ist es jedoch aus Gründen des Transports und der Lagerung einfacher, sie als Trockenprodukte zu verfüttern. Zu Mehl verarbeitet, können Fliegen auch Fischmehl ersetzen und somit das Meer vor Überfischung schützen. Außerdem können sie Exkremente von Mensch und Tier in wertvolle Nährstoffe umwandeln.

Auch der Termiten bedient man sich, um die Proteinversorgung von Geflügel zu verbessern, und das auf ganz unterschiedliche Art und Weise. In manchen Teilen Afrikas zum Beispiel werden einfach Teile aus einem Termitenbau herausgebrochen und als Futterquelle in den Hühnerstall gelegt. In Westafrika hingegen werden die Termiten einzeln gesammelt. In der traditionellen Geflügelhaltung im Norden Ghanas etwa hat dazu jeder Bauer mehrere Termitenhügel, die er täglich «aberntet», wenn möglich dreimal am

Tag: früh am Morgen vor Sonnenaufgang, am Nachmittag und am Abend. Die Termiten vermischt er dann noch mit Kuhdung, Heu und/oder Mais, bevor er sie seinen Hühnern im Gehege kredenzt. Erst nach der Fütterung dürfen die Hühner nach draußen, um sich selbst weiteres Futter suchen zu können. Diese Fütterungsart hat zwei Vorteile: Zum einen wird das Geflügel mit billigem und dennoch nährstoffreichem Futter versorgt, zum anderen bleibt es in der Nähe, um keine Fütterung zu versäumen. In Sambia, Ostafrika, werden zum Einfangen insektenfressender Vögel, wie beispielsweise Wachteln oder Perlhühner, Fallen über einen Termitenhügel gestellt, dessen Spitze abgebrochen wurde. Außerdem werden Termiten als Köder für den Fischfang in konischen Fallen eingesetzt. Die Zucht von Termiten ist sehr schwierig, daher werden ausschließlich Termiten aus Wildfängen verfüttert. Ein weit gewichtigeres Argument gegen die Zucht von Termiten ist ihr hoher Ausstoß an dem Treibhausgas Methan.

Insektenindustrie auf dem Vormarsch

In einer kürzlich erschienenen Studie wurde die globale Entwicklung der Insektenindustrie untersucht. Als Grundlage dienten 43 Unternehmen und 171 Produkte. Die meisten der Firmen waren in Nordamerika (42,9 Prozent) und Europa (42,9 Prozent), in Asien (9,6 Prozent) und Australien (4,2 Prozent); in Afrika oder Südamerika konnten keine Firmen identifiziert werden. Unter den 171 Produkten waren vor allem Snacks (74,9), und nur einige wenige (3,5 Prozent) wurden als Ersatzprodukt für tierisches Eiweiß als Proteinshakes oder Frühstücksflakes verkauft.

In Indonesien entwickelte die Firma Biteback (www.bitebackinsect.com) ein Öl und Fette aus den Larven des Großen Schwarzkäfers, um Palmöl zu ersetzen. Sowohl das Öl als auch die Fette können zum Kochen und Backen genutzt werden sowie zur Herstellung von Kosmetikprodukten. Die Tiere werden mit den Abfällen verarbeiteter Lebensmittel und mit Getreidenebenerzeugnissen gefüttert und tragen so zum Abbau von Biomüll bei. Das Öl ist nicht nur sehr gesund, da reich an ungesättigten Fettsäuren, sondern auch deutlich ressourcenschonender als Palmöl: Auf derselben Fläche Land kann fast 40-mal mehr Öl aus Insekten produziert werden als aus Palmen. Weiterer Pluspunkt: Die Rückstände aus der Ölpresse können wiederum als Tierfutter verwendet werden.

Gegenwärtig werden in der Aquakultur etwa 1,5 Kilogramm Fischmehl benötigt, um ein Kilogramm Fisch zu produzieren. Das ist eine unglaubliche Ressourcenverschwendung und eine enorme Bedrohung für das Ökosystem der Meere. Die Firma AgriProtein (www.agriprotein.com) in Südafrika hat es sich daher zum Ziel gesetzt, Fischmehl durch nachhaltige Produkte zu ersetzen. Das Unternehmen züchtet Schwarze Soldatenfliegen auf Lebensmittelabfällen, die es von Lebensmittelläden, Hotels, Restaurants und Schlachthöfen bezieht. Die Larven der Fliegen werden gepresst, zerkleinert, getrocknet und zu Pellets geformt. Unter dem Namen «MagMeal», einer Abkürzung von *maggot meal* (Madenmahl), dienen die so verarbeiteten Larven als Futter für Geflügel, Schweine, Fische, aber auch Haustiere. Das Öl, das beim Pressen der Larven gewonnen wird, kann ebenfalls als Tierfutter verwendet werden. Und eine Mischung aus Larven und Kompost ergibt einen Biodünger für die Landwirtschaft. AgriProtein schlägt also – ähnlich wie die Firma Biteback – zwei Fliegen mit einer Klappe: Es produziert Tierfutter, indem es Abfälle recycelt. Die erste «Insekten-Recycling-Stätte» wurde im Jahr 2016 bei Kapstadt eröffnet. Schon bald folgte eine zweite in Durban, der drittgrößten Stadt Südafrikas. In jeder der beiden Fabriken sorgen 8,5 Millionen Fliegen für Nachschub an Larven und verwerten dabei 276 Tonnen an organischem Müll – täglich! Die Fliegen «produzieren» so letztlich fast 5000 Tonnen Futterpellets und 2000 Tonnen Öl.

Die Firma EntoNative verkauft unter dem Handelsnamen TeneTRIO (www.tenetrio.de) als einzige Firma Hundefutter mit Mehlwürmern aus *eigener* Zucht als Ersatz für tierisches Eiweiß. Neben Snacks stehen verschiedene Alleinfuttermittel als Produkte zur Verfügung. Weitere Firmen, die Hundefutter anbieten, das Insekten statt handelsüblichem Fleisch enthält, sind zum Beispiel Green Petfood (www.green-petfood.de) oder Bellfor (www.bellfor.info). Die Hauptargumente für die Verwendung von Insekten statt Fleisch sind ökologischer Natur und das geringere allergene Potenzial.

Risiken des Verzehrs von Insekten

Für Lebensmittel gilt, dass sie für den Verzehr durch den Menschen sicher sein müssen. Daher muss natürlich auch geprüft werden, welche Gesundheitsrisiken von Insekten ausgehen können. Dies betrifft chemische sowie biologische Risiken, das allergene Potenzial und Verunreinigungen. Eine ausführliche Bewertung wurde in diesem Zusammenhang von der EFSA durchgeführt.[22]

Biologische Risiken
Grundsätzlich ist davon auszugehen, dass zwar nicht alle, aber doch die meisten Krankheitserreger – Bakterien, Viren, Parasiten oder Pilze – bei Insekten spezifisch für wirbellose Tiere sind und daher keine Gefahr für den Menschen und andere Wirbeltiere darstellen. Ferner sind Insekten aus taxonomischer Sicht, also in der hierarchischen Systematik der Biologie, so weit vom Menschen entfernt, dass das Risiko einer Übertragung von Keimen von Tier auf Mensch (Zoonose) sehr gering ist.

Potenziell zoonotische Bakterien, die beim Menschen zu schweren Erkrankungen führen können, wie Salmonellen, Campylobacter oder Escherichia coli (meist nur kurz «E. coli» genannt), können bei der Verarbeitung der Insekten durch Erhitzen abgetötet werden und sind dann nicht mehr gefährlich. Die meisten Viren sind insektenspezifisch und daher für den Menschen ohne Risiko. Sie können jedoch in der Massenzüchtung von Insekten große Schäden verursachen, wenn sie zum Tod der Tiere führen. Auch das Nährsubstrat, mit dem Insekten bei der Zucht gefüttert werden, kann biologische Risiken bergen. Diese Gefahr kann jedoch durch strenge Auswahl, große Sorgfalt und Reinlichkeit minimiert werden.

Chemische Risiken

Sucht man im Netz nach den Begriffen «Insekten» und «Toxizität», dann findet man fast ausschließlich Ergebnisse, die sich mit dem Einsatz von Pestiziden gegen Insekten befassen; nur wenige behandeln das Thema der Giftigkeit von Insekten. Daran sieht man, dass das Augenmerk vorrangig auf die Vernichtung von Insekten abzielt und weniger auf deren sinnvolle Nutzung.

Tatsache ist, dass alle Pestizide, die zur Bekämpfung von Insekten eingesetzt werden, potenziell gefährlich für den Verbraucher sind. Bei Wildfängen ist es naturgemäß schwer einzuschätzen, ob oder wie stark die Insekten Pestiziden ausgesetzt waren. In Thailand beispielsweise kam es zu massiven Gesundheitsproblemen bei Menschen, die Insekten aßen, die auf Feldern gesammelt worden waren, auf denen Pestizide zur Schädlingsbekämpfung eingesetzt worden waren. Bei der Zucht von Insekten wird man natürlich nicht wissentlich Pestizide einsetzen, das heißt aber nicht, dass die Gefahr gebannt ist. Wie bei den biologischen Risiken ist auch hier das Substrat ein möglicher Gefahrenherd, der aber durch geeignete Maßnahmen eingedämmt werden kann. Was für Pestizide gilt, gilt im Übrigen auch für Schwermetalle.

Neben diesen von uns Menschen verursachten Risiken gibt es aber auch «natürliche» Ursachen. Somit muss auch bei Insekten wie bei den Pilzen sorgfältig zwischen den Guten und den Gefährlichen unterschieden werden. Zum einen können Insekten giftige Substanzen mit ihrer Nahrung aufnehmen, indem sie potenziell toxische Pflanzen fressen. Cyanogene Glycoside zum Beispiel, weitverbreitete Pflanzengifte, können – müssen aber nicht – auch dem Menschen Schäden zufügen. Ein eindrucksvolles Beispiel dazu stammt aus Norditalien. Bei den Bergbewohnern in der Region Friaul galten bis vor 40 Jahren die Schmetterlingsraupen der Gattung Zygaena als Leckerbissen. Da die sehr farbenfrohen Raupen in ihrem Körper aber cyanogene Glycoside anreichern, wurde nur der süßlich schmeckende Inhalt ihres Hinterleibs ausgesaugt. Eine Grundregel besagt denn auch, dass Insekten, die sich von Nahrungsmittelpflanzen ernähren, eher ungiftig sind.

Zum anderen produzieren manche Insektenarten selbst Gifte, sei es, um sich zu schützen, oder sei es, um Beutetiere zu überwältigen. Gifte, die wie etwa bei Bienen und Ameisen in bestimmten Drüsen synthetisiert werden, werden in der Regel im Magen-Darm-Trakt des Menschen außer Gefecht gesetzt. Ein potenzielles Risiko besteht jedoch, wenn es bei der Passage durch die Mundhöhle und die Speiseröhre durch den Stachel der Biene zu einem Stich kommt. Die dort dann entstehenden Schwellungen können lebensbedrohlich sein. Von besonderer Bedeutung unter den Insektengiften sind Steroide, wie das Testosteron in manchen Käferarten. Wenn diese Arten in großen Mengen verzehrt werden, kann das zu eingeschränktem Wachstum, Fruchtbarkeitsstörungen, Vermännlichung und Leberschäden führen.

Ein wichtiger Aspekt sind auch sogenannte antinutritive Substanzen. Sie bewirken, dass bestimmte Nährstoffe vom Körper nicht oder nur unzureichend genutzt werden, was zu Mangelerscheinungen führen kann. Ein Beispiel aus Afrika ist eine bestimmte Seidenraupenart *(Anaphe venata)*, die eine sehr hohe «Thiaminaseaktivität» aufweist. Das Enzym Thiaminase baut Thiamin ab, besser bekannt als Vitamin B1. Bei einer hohen Aktivität des Enzyms kommt es folglich zu einem Mangel an Vitamin B1, was unter anderem zu Bewegungsstörungen (Ataxien) führt. In einer Region in Nigeria wurden über Jahre hinweg ausgeprägte saisonale Ataxien beobachtet, und zwar immer genau in der Jahreszeit, in der die Bevölkerung viele Seidenraupen verzehrte. Zum Glück fand man heraus, dass das Enzym durch Erhitzen zerstört werden kann, denn die Seidenraupe ist eine wertvolle Eiweißquelle, die in ihrem Nährwert mit einem Hühnerei vergleichbar ist.[23]

Allergene Risiken

Bei praktisch allen Proteinquellen besteht ein Sensibilisierungspotenzial, so auch bei Arthropoden, den Gliederfüßern, zu denen neben Krusten- und Schalentieren (Krabben, Hummer, Muscheln, Flusskrebsen etc.) auch die Insekten gehören. Menschen, die allergisch auf Nüsse oder Krusten- und Schalentiere reagieren, sollten Insekten deshalb als Nahrungsmittel vorsichtshalber vermeiden, weil es zu allergischen Kreuzreaktionen kommen kann. Das Spektrum der Symptome kann – vergleichbar mit anderen Nahrungsmittelallergien – von schwachen, lokal begrenzten Reaktionen wie mildem Juckreiz, Hautausschlag oder Anschwellen der Lippen über Nesselsucht bis hin zu schweren systemischen Reaktionen reichen. Im Einzelfall kann ein lebensbedrohlicher anaphylaktischer Schock auftreten.

Risiken durch Verunreinigungen

Nur wenige der Insekten, ob in freier Natur gesammelt oder aus einer Zucht, werden roh konsumiert, die meisten werden gekocht, gedämpft, gedünstet oder geröstet. Diese Weiterverarbeitung dient nicht nur dazu, die Insekten haltbar zu machen und sie einfacher transportieren zu können, sondern auch dazu, mögliche Krankheitserreger abzutöten oder toxische Substanzen zu inaktivieren. Insekten können, wie viele andere Lebensmittel, mit Verunreinigungen in Kontakt kommen. Durch Kochen werden alle krankheitserregenden Keime abgetötet, während etwa beim Braten einige Keimarten überleben können. Nach der Weiterverarbeitung ist natürlich auch bei Insekten die Sicherstellung einer lückenlosen Kühlkette notwendig.

Insekten, die sich üblicherweise von Pflanzen ernähren, die für Menschen giftig sind – oder einfach nur bitter schmecken –, kann man vor dem Verzehr für einige Zeit auf eine andere Ernährung umstellen, und zwar so lange, bis der Magen-Darm-Trakt von sämtlichen Rückständen der unbekömmlichen Wildpflanzen entleert ist. Alternativ kann vor der Weiterverarbeitung der Magen-Darm-Trakt entfernt werden. Durch die Umstellung auf eine spezielle «Diät» mit Kräutern oder Gemüse kann auch der Geschmack des Insektenfleischs verändert werden. Solches sogenannte *gut loading* (wörtlich: Beladen des Darms) wird auch angewendet, um durch spezielle Vitamine und Mineralstoffmischungen den Nährwert von Insekten zu verbessern.

Alles in allem gilt: Unter kontrollierten Bedingungen einer Insektenzucht ist von keinem höheren Risiko für den Menschen auszugehen als bei anderen tierischen Lebensmittelprodukten auch.

Die eigene Mehlwurmzucht

Wollen Sie den Versuch unternehmen, zu Hause Mehlwürmer zu züchten, müssen Sie einige Dinge beachten. Generell ist es nicht schwierig, eine Mehlwurmzucht zu starten und auch erfolgreich zu unterhalten. Ich selbst habe über einen längeren Zeitraum – sehr zum Leidwesen meiner Frau, aber unter reger Beteiligung meiner Kinder – Mehlwürmer im Keller gezüchtet und auch zu leckeren Gerichten verarbeitet (gegessen haben dann nur mein Jüngster und ich); einige der Rezepte von meinen Studierenden und mir finden Sie am Schluss des Buches. Irgendwann ließ sich dieses Hobby jedoch nicht mehr mit meinen häufigen beruflichen Reisen vereinbaren, denn – und das ist der Punkt, den man sich vorher gut überlegen sollte – man muss sich täglich um die Tiere kümmern und bis zu eineinhalb Stunden Arbeit investieren.

Ihr «Starter-Kit», also die ersten Mehlwürmer, die Sie brauchen, um eine Zucht aufbauen zu können, können Sie von einem Züchter beziehen, online oder in einem Zoofachgeschäft. Bei Mehlwürmern aus einem Zoohandel würde ich allerdings erst die nächste Generation verspeisen oder sie zumindest für ein bis zwei Wochen auf eine eigens festgesetzte Diät setzen, weil man dann weiß, womit sie gefüttert wurden.

Für den Anfang, wenn Sie erst einmal testen wollen, ob es Ihnen überhaupt Spaß macht, Mehlwürmer zu züchten, können Sie als Behausung für die Tiere beispielsweise eine Plastikbox oder ein ausrangiertes Aquarium verwenden.

Der Behälter muss nicht durchsichtig sein, auch eine Abdeckung ist nicht nötig, da die Larven – die wir umgangssprachlich Mehlwürmer nennen – keine glatten Wände überwinden können, die Puppen sich ohnehin nicht bewegen und Mehlkäfer nicht fliegen können. Wenn Sie Gefallen an der Mehlwurmzucht finden, sollten Sie eine mehrstufige Zuchtstation aufbauen, um die Tiere in ihren verschiedenen Entwicklungsstadien (Eier, Larven, Puppen und Käfer) getrennt halten zu können, da sich sowohl die Larven als auch die ausgewachsenen Käfer schon mal als Kannibalen erweisen und sich ganz gern über die eigenen Eier oder Puppen hermachen. Dazu können Sie einfach mehrere Behälter übereinanderstapeln. Achten Sie aber darauf, dass dazwischen Luft zirkulieren kann, sonst wird es stickig und es bildet sich hohe Luftfeuchtigkeit, die zu Schimmelbildung oder Milbenbefall führen kann. Wenn Sie sich nicht selbst eine Zuchtanlage zusammenstellen wollen, können Sie sich Sets im Internet kaufen, zum Beispiel eine der schicken kleinen Anlagen des Start-ups LIVIN farms (https://www.livinfarms.com/), die in jede Küche passen, oder größere Boxen für den größeren Bedarf, wie sie beispielsweise OFERA anbietet (https://ofera-aquaponics.com).

Ihre Zucht können Sie im Keller, in der Küche oder auf dem Balkon betreiben – Hauptsache, die Behälter sind sauber und trocken, der Standort ist warm und nicht zu hell. Die optimale Temperatur liegt zwischen 22 und 27 Grad. Mehlwürmer vermehren sich zwar auch bei Temperaturen darunter und darüber, aber wenn es zu warm oder zu kalt ist, wirkt sich das negativ auf ihr Wachstum aus. Wenn Sie Ihre Zucht so wie ich früher im Keller betreiben, können Sie in der kühleren Jahreszeit mittels Heizmatten unter den Behältern für ausreichend Wärme sorgen. Mit einer Zeitschaltuhr lässt sich die Einsatzzeit regeln, denn die Matten müssen nicht ständig in Betrieb sein. So lässt sich auch Strom sparen. Bewährt hat sich stündliches An- und Abschalten.

Jetzt müssen Sie die Boxen nur noch etwa fünf Zentimeter hoch mit Weizenkleie befüllen, die als Substrat und auch als Nahrung dient, und schon können Sie die Mehlwürmer hineinsetzen. Natürlich können Sie Weizenkleie im nächsten Supermarkt kaufen, doch weit günstiger bekommen Sie sie im Futterhandel oder bei Mühlen. Weizenkleie als einzige Nahrung wäre arg eintönig, denn auch für Mehlwürmer gilt: Abwechslung regt den Appetit an. Außerdem ist es sinnvoll, die Tiere mit vitamin- und mineralstoffhaltigem Futter zu versorgen, denn schließlich sollen sie ja später ein hochwertiges Nahrungsmittel abgeben. Als Trockenfutter eignen sich Stücke von trockenen Brötchen oder Brot, die Sie einfach auf die Kleie legen können. Nassfutter in Form von Obst und/oder Gemüse ist nicht nur wegen der Vitamine wichtig, sondern auch, damit die Tiere genug Feuchtigkeit erhalten. Am besten verwenden Sie aber Sorten mit einem nicht zu hohen Wassergehalt wie Apfel, Birne, Karotte oder Kohlrabi, um Schimmelbildung zu vermeiden. Nutzen Sie das saisonale Angebot und schauen Sie, was Ihre Küche so hergibt, denn Mehlwürmer freuen sich beispielsweise auch über die Schale von Melone oder Kürbis. Schneiden Sie das Obst oder Gemüse in etwa ein Zentimeter dicke Scheiben und servieren Sie es den Larven mit der Schnittfläche nach unten, den Käfern hingegen mit der Schnittfläche nach oben, damit sie ungehindert fressen können. Versorgen Sie die Mehlwürmer täglich mit frischem Nassfutter, und entfernen Sie dabei etwaige Reste vom Vortag.

Nach ein paar Tagen werden sich die ersten Mehlwürmer verpuppen. Die Puppen müssen von den Mehlwürmern ge-

Mehlwurm: Nach 2,5–5 Monaten verpuppen sich die Larven. Zum Verzehr
eignen sich Mehlwürmer nach 2 Wochen

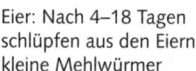

Eier: Nach 4–18 Tagen
schlüpfen aus den Eiern
kleine Mehlwürmer

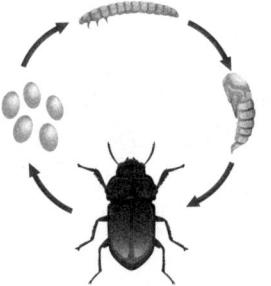

Puppe: Nach 6 bis
18 Tagen werden
aus den verpuppten
Larven Käfer. In
dieser Zeit fressen
und bewegen sie
sich nicht

Käfer: Käfer leben etwa zwei bis sechs Wochen

Abb. 9: Lebenszyklus eines Mehlwurms

trennt werden, da sie sonst, wie schon angedeutet, von diesen angefressen werden. Da sich die Tiere unterschiedlich
schnell entwickeln, muss täglich (!) sortiert werden. Um
möglichst alle Puppen zu finden, müssen Sie das Substrat
gründlich durchwühlen, am besten mit den Händen. Bei
dieser Arbeit ist es höchst ratsam, eine Staubmaske zu tragen, um die Atemwege zu schonen, da Weizenkleie un-
glaublich staubt. Tote Puppen müssen natürlich aussortiert
werden; man erkennt sie daran, dass sie sehr dunkel oder
gar schwarz sind, während lebende Puppen eine helle Fär-
bung haben. Die Puppen setzen Sie in ein eigenes Behältnis,
das als Einstreu ebenfalls Kleie enthält. Futter benötigen die
Mehlkäfer in diesem Stadium aber nicht. Nach sechs bis
achtzehn Tagen schlüpfen schließlich die Käfer. Diese sind
anfangs noch weißlich und weich. Bald härtet der Chitin-
panzer aus, dann werden die Insekten dunkler. Wenn sie
ganz schwarz sind, sind die Käfer ausgereift und müssen
nun ebenfalls in eine eigene Box – dieses Mal wieder in eine

mit Futter – umgesetzt werden, da sie sonst die Puppen anfressen. Am wohlsten fühlen sich die Käfer, wenn sie in einem abgedunkelten Bereich untergebracht sind. Es reicht, wenn die «Käferkiste» der unterste Behälter Ihrer Zuchtanlage ist, eine spezielle Abdeckung ist nicht notwendig.

Sobald die Käfer ausgereift sind, beginnt die eigentliche Zucht. Nach der Paarung legen die Weibchen ihre Eier direkt ins Substrat ab. Sie brauchen also kein Nistmaterial oder etwas in der Art zur Verfügung zu stellen. Ein Mehlkäferweibchen legt im Lauf seines Lebens, das im Durchschnitt etwa zwei bis sechs Wochen währt, um die 200 Eier. Aus den Eiern schlüpfen nach etwa drei Wochen die Larven beziehungsweise Mehlwürmer. Die «Ernte» erfolgt in der Regel nach zwei Wochen.

Von Zeit zu Zeit muss das Substrat in den Kisten erneuert werden, denn wo gefressen wird, fällt Kot an. Um die Spreu vom Weizen beziehungsweise die Tiere von der verkoteten Weizenkleie zu trennen, können Sie ein Sieb nutzen oder eine Katzenkloschaufel. Wichtig ist, dass die Löcher so klein sind, dass zwar die Kleie durchrieselt, die Larven und Puppen aber zurückgehalten werden. Und denken Sie an die Staubmaske. Wenn Sie einen Garten haben, können Sie das Substrat dem Kompost beimengen oder zur Bodenverbesserung direkt in die Erde einarbeiten. Es ist ein sehr guter Dünger. Das gilt natürlich auch für Balkonpflanzen.

Für die Reinigung der Behältnisse können Sie ein handelsübliches Spülmittel verwenden. Um möglichst vielen Keimen den Garaus zu machen, sind Essigreiniger oder normaler Essig die bessere Wahl. Wenn Sie die Behälter anschließend mit sehr heißem Wasser abspülen, vernichten Sie noch mehr Keime.

Sollten einmal mit der Weizenkleie Motten in die Behälter gelangen, ist das zwar lästig, beeinträchtigt aber in keiner Weise den Erfolg. Bei Milbenbefall – ob infolge mangelnder Luftzirkulation oder zu feuchten Nassfutters – hilft es, die Temperatur des Substrats zu erhöhen. Die Kleie sollte ein bis zwei Grad wärmer sein als die Umgebungstemperatur. Am einfachsten und effektivsten geschieht das mit Heizmatten. Bei hoher Besatzdichte erzeugen die Tiere selbst so viel Wärme, dass sich erst gar keine Milben ansiedeln.

Ein Tipp zum Schluss: Da die Tiere je nach Entwicklungsstadium von einem Behälter zum nächsten umgesetzt werden, also ständig rollieren, ist es sinnvoll, sich Notizen zu machen, sonst verliert man irgendwann den Überblick.

Rezepte

Wenn Sie noch davor zurückscheuen, Insekten als Ganzes zu essen, aber gern mal eine «abgemilderte» Version probieren würden, versuchen Sie es doch mit einem der folgenden Rezepte, die ehemalige Studentinnen von mir – die Gründerinnen des erfolgreichen Insekten-Start-ups *EntoNative* (www.tenetrio.de) – entwickelt haben.

Sämtliche benötigten Insektenzutaten können Sie im Internet bestellen.

Mehlwurm-Müsliriegel
Zutaten für 10 Müsliriegel
100 g Haferflocken
80 g Nüsse (Haselnüsse, Mandeln, Cashewkerne oder Pistazien)
80 g getrocknete Früchte (Aprikosen, Cranberrys oder Rosinen)
40 g Grillenmehl
65 g Butter
60 g flüssiger Honig
1 Eiweiß

Zubereitung
Nüsse grob hacken und in einer Pfanne ohne Fett goldbraun rösten und abkühlen lassen. Genauso mit den Haferflocken verfahren. Auch die getrockneten Früchte grob zerkleinern.
   Die Butter schmelzen und mit dem Honig glatt rühren. Alle trockenen Zutaten dazugeben und gut durchmischen.

Das Eiweiß mit dem Schneebesen des Handrührgerätes steif schlagen und unterheben.

Masse auf ein mit Backpapier ausgelegtes Backblech geben und zu einem Rechteck von 2 cm Höhe formen. Im vorgeheizten Backofen bei 175 °C/Umluft 150 °C etwa für 25 Minuten backen, bis die Backmasse leicht gebräunt und fest ist. Nach 10–15 Minuten Abkühlung in ca. 10 Müsliriegel schneiden.

Cricket Carrot Cupcakes

Zutaten für ca. 6 Stück

100 g Karotten

125 g weiche Butter

100 g Zucker

2 Päckchen Vanillezucker

2 Eier

75 g Mehl

½ Päckchen Backpulver

75 g gemahlene Haselnüsse

50 g gemahlene Grillen

50 g Puderzucker

3 EL Zitronensaft

Zubereitung

Die Möhren waschen, schälen und fein hobeln. Butter mit Zucker und Vanillezucker schaumig schlagen. Nach und nach die Eier unterrühren. Das Mehl mit dem Backpulver sieben und unter die Butter-Eier-Masse rühren. Danach vorsichtig die Möhren, die Haselnüsse und die Grillen unterheben.

Je 1 gehäuften Esslöffel in Muffin-Backförmchen füllen. Für ca. 25 Minuten bei 175 °C backen.

Aus Puderzucker und Zitronensaft einen Guss anrühren und die erkalteten Cupcakes damit verzieren. Auf Wunsch mit ganzen Grillen garnieren.

Wonder Worm Cookies

60 g Mehlwurmmehl

240 g Weizenmehl

1 TL Backpulver

1 TL Salz

225 g weiche Butter

45 g Zucker

45 g brauner Zucker

1 TL Vanilleextrakt

2 Eier

60 g Schokostückchen

Zubereitung

Ofen auf 200 °C Ober-/Unterhitze vorheizen. Mehl, Mehlwurmmehl, Backpulver und Salz mischen. Butter und Zucker in einer Schüssel verrühren, bis eine cremige Konsistenz entsteht. Eier nacheinander sorgfältig unter die Butter-Zucker-Masse rühren. Nach und nach die Mehlmischung und die Schokostückchen unterheben. Mithilfe von zwei Teelöffeln walnussgroße Häufchen mit genügend Abstand (etwa 4 cm) auf das Backblech setzen (die Plätzchen zerlaufen beim Backen). Ca. 10 Minuten backen.

Grillenbällchen mit Tomatensalsa

400 g Kidneybohnen (Dose)

1 kleine Zwiebel

100 g geriebenen Käse

50 g Paniermehl

50 g getrocknete Grillen

1 Ei

Mehl zum Bestäuben

Salz und Pfeffer

1 EL Pflanzenöl (nach Bedarf mehr)

Für die Tomatensalsa

1 Zwiebel

2 Knoblauchzehen

2 EL Olivenöl

400 g geschälte Tomaten

½ Bund Basilikum

½ TL Zucker

Salz und Pfeffer

Zubereitung

Die Bohnen in einem Sieb abtropfen lassen und abspülen. In einer Schüssel mit einer Gabel zu einem Brei zerdrücken. Die klein gehackte Zwiebel, den Käse, das Paniermehl, die grob gemahlenen Grillen und das Ei hinzufügen. Mit Salz und Pfeffer abschmecken.

Das Pflanzenöl in einer Pfanne erhitzen. Die Hände mit Mehl bestäuben, aus der Masse kleine Bällchen formen und diese rundherum goldbraun anbraten.

Für die Tomatensalsa Zwiebel und Knoblauch schälen. Die Zwiebel fein würfeln, die Knoblauchzehen etwas andrücken und beides im Olivenöl anschwitzen. Die geschälten Tomaten grob hacken und mit dem Saft hinzufügen. Die Salsa aufkochen lassen, dann auf mittlerer Hitze ca. 10 Minuten einköcheln lassen. In der Zwischenzeit das Basilikum waschen, trockenschütteln und die Blätter fein hacken. Wenn die Salsa eingekocht ist, Basilikum untermischen, mit Zucker, Salz und Pfeffer kräftig würzen und abschmecken.

Die Grillenbällchen mit der Tomatensalsa servieren.

Pasta alla Tenebrio

Zutaten für vier Personen

500 g Mehlwurmpasta

200 g Rucola

200 g Cocktailtomaten

50 g grüne Oliven

5 EL Olivenöl

50 g gehobelten Parmesan

Salz und Pfeffer

Zubereitung

Mehlwurmpasta nach Packungsanleitung kochen. Rucola waschen und abtropfen lassen, dann in mundgerechte Stücke schneiden. Cocktailtomaten waschen und vierteln. Oliven abtropfen lassen und in Scheiben schneiden. Rucola, Tomaten und Oliven mischen, mit Olivenöl, Salz und Pfeffer abschmecken und unter die Pasta heben. Den Parmesan getrennt dazu servieren.

Schlusswort

Die Herausforderung, die Entomophagie in Deutschland und allgemein in den Industriestaaten «salonfähig» zu machen, liegt darin, ein Gleichgewicht zwischen dem Bekannten und dem Neuen zu schaffen. Seit frühester Kindheit sind uns bestimmte Nahrungsmittel vertraut. Wir essen sie, weil sie uns schmecken und weil wir wissen, dass sie nicht gefährlich sind. Aber wir Menschen sind auch neugierig und probieren gern mal Neues – zumindest die meisten von uns, denn natürlich gibt es auch immer diejenigen, die nach dem Motto leben: «Was der Bauer nicht kennt, das isst er nicht.» Aus Sicht der Evolution erweitert Neues unser Angebot sowohl an Nährstoffen als auch an Geschmackserlebnissen. Gleichzeitig birgt Neues die Gefahr, schädlich zu sein – oder zumindest nicht sehr verträglich. Wir stehen also vor dem Dilemma, einerseits unsere Neugier befriedigen und andererseits Risiken vermeiden zu wollen.

Will man Insekten oder insektenbasierte Nahrung etablieren, muss man daher meiner Meinung nach sowohl die Sinne als auch den Verstand ansprechen. Die Hemmschwelle ist vermutlich am geringsten, wenn Insekten in Form von beispielsweise Mehl, Fett oder Öl in uns vertraute Lebensmittel wie Brot oder Nudeln eingearbeitet werden, da dies hinsichtlich Geschmack und Textur praktisch keinen Unterschied macht und daher nicht als fremd empfunden wird.

Anders ist dies, wenn Insekten als Ganzes zu Speisen verarbeitet werden. Einen solchen Ansatz habe ich in dem eingangs beschriebenen sehr traditionellen Restaurant in

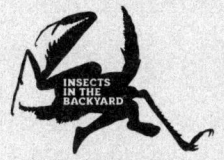

MENU

Nachos with cricket cherry tomato salsa and sour cream
white cricket / Copper cricket / mole cricket
แผ่นแป้งเม็กซิกันทอดกรอบ เสิร์ฟพร้อมมะเขือเทศซัลซ่ามิกซ์จิ้งหรีด และซอสบาบีคิวมาโย

Scallops, Jerusalem artichoke and paprika bamboo caterpillar
Bamboo Caterpillar
หอยเชลล์หมาสมุทรแปซิฟิกย่าง เสิร์ฟแก่นตะวันซอสพาสลี และรถด่วนปาปริก้า

Crab and giant water beetle ravioli, turmeric saffron sauce
Giant water beetle
ลาวิโอรี่ ไส้เนื้อแมงดาไข่ผสมเนื้อปู เสิร์ฟคู่ซอสขมิ้น

**Grilled seabass with ant cavier, and mother of ant
beurre blanc sauce, an blackened corn salsa**
Mother of ant / Ant cavier
กระพงขาวย่างราดซอสไข่มดแมงโรยแม่เป้ง เสิร์ฟกับข้าวโพดซัลซ่า

**Wingless long-horned grasshopper risotto
with fresh herb and parmesan cheese**
Wingless long-horned grasshopper
รีซอสโตตั๊กแตน เสิร์ฟผักมะเขือเทศอบแห้ง และผักสมุนไพรอโรมา

Crepe suzette with silkworm icecream
Silk warm
เครปซูเซทมา เสิร์ฟพร้อมไอศกรีมดักแด้

Abb. 10: Degustationsmenü des Restaurants *Insects in the Backyard* in
Bangkok bei meinem Besuch

Vietnam erlebt und vor kurzem ein weiteres Mal in der Hauptstadt Thailands, in Bangkok. Dieses Mal allerdings in einer sehr modernen Haute-Cuisine-Version im trendigen *ChangChui Creative Park*, in dem auch Künstler und andere Kreativschaffende ihre Shops haben. Im Restaurant *Insects in the Backyard* (www.insectsinthebackyard.com) kreiert der in Kalifornien ausgebildete thailändische Koch Mai Thitiwat ein wahres Feuerwerk an Speisen, die nicht nur Insektenmehle und -fette enthalten, sondern auch die Insekten selbst kulinarisch sprechen lassen. Seine Botschaft ist, dass der Verzehr von Insekten für die Zukunft unseres Planeten unabdingbar ist, dass Insekten aber nicht nur aus dieser Notwendigkeit heraus gegessen werden sollten, sondern weil sie außerdem vorzüglich schmecken und eine ernährungsphysiologische und sinnliche Bereicherung unseres Speiseplans darstellen. Auf der Speisekarte finden sich vielleicht 40 bis 50 verschiedene Gerichte – Vorspeisen, Haupt- und Zwischengänge sowie Desserts. Das Degustationsmenü besteht aus sechs Gängen und umfasst unter anderem Nachos mit einer Salsa aus Grillen und Cherrytomaten, gegrillten Seebarsch mit Ameisenkaviar und Crêpe Suzette mit Seidenraupeneis.

Alle diese Gerichte waren ein ungeheures Erlebnis für die Sinne – und den Verstand.

Ich hoffe, dass es mir gelungen ist, Sie zumindest ein bisschen mit meiner Begeisterung für essbare Insekten anzustecken, und dass ich Sie dazu anregen konnte, Ihre Scheu – oder möglicherweise gar Abscheu – vor Insekten als Nahrungsmittel zu überwinden. Denn Insekten sind, um das Wichtigste noch einmal kurz zusammenzufassen, ein wichtiger Beitrag, um die Eiweißlücke auf dem weltweiten Speiseplan zu schließen. Sie sind, auch abgesehen vom hohen Proteingehalt, ein nahrhaftes und gesundes Lebensmittel. Sie haben eine sehr hohe Futterverwertungseffizienz und können in der Zucht mit einer äußerst guten Kosten- und Ökobilanz aufwarten. Und manche Arten sind auch noch eine wahre Delikatesse. Das ist in Summe mehr Positives, als die meisten unserer Lebensmittel aufzuweisen haben.

FAQs – Häufig gestellte Fragen

Wenn ich Vorträge halte oder mit Menschen über meine Leidenschaft für Insekten rede, werde ich mit einer Vielzahl verschiedener Fragen konfrontiert. Diese möchte ich in dieser Sammlung für den geneigten Leser zusammenfassen.

Was bedeutet das Wort «Entomologie»?
Die Entomologie ist die Insektenkunde. Entomologie leitet sich von den griechischen Wörtern *éntomon* (= Insekt) und *logos* = (Lehre) ab.

Was bedeutet das Wort «Entomophagie»?
Als Entomophagie wird der Verzehr von Insekten bezeichnet. Das Wort leitet sich von den griechischen Wörtern *éntomon* (= Insekt) und *phagain* (= fressen oder essen) ab.

Wie viele der Insekten können von Menschen gegessen werden?
Die Schätzungen über die gesamte Anzahl der essbaren Insektenarten variieren sehr stark. Laut der Food and Agriculture Organization der Vereinten Nationen (FAO) gibt es 1462 Arten. Andere Autoren gehen von etwa 1900 Arten aus.

Welches sind die am häufigsten gegessenen Insekten?
Das sind vermutlich Grillen. Sie sind zum einen sehr einfach und kostengünstig zu züchten und können zum anderen schnell und dennoch sehr lecker und nahrhaft zubereitet

werden. In Europa ist aus vergleichbaren Gründen der Mehlwurm sehr beliebt. Beide Arten können auch problemlos zu Hause gezüchtet und leicht zu Mehl oder Pasten weiterverarbeitet werden.

Wie nahrhaft sind Insekten?
Insekten sind nahrhaft und reich an wichtigen Mikro- und Makronährstoffen.

Wie schmecken Insekten?
Darauf gibt es keine allgemeingültige Antwort, denn der Geschmack hängt sehr stark von der jeweiligen Insektenart und/oder der Zubereitung ab. Grundsätzlich sind Grillen und Heuschrecken eher neutral im Geschmack. Mehlwürmer schmecken leicht nussig. Der Geschmack von Bienen und Wespen wird mit dem von Pinienkernen verglichen. Raupen können nach Fisch oder Hühnchen schmecken.

Gibt es auch giftige Insekten?
Ja, wie bei Pilzen gilt daher: Essen Sie nur die Arten, die Sie kennen. Und: Nicht alles, was beißt oder sticht, ist nicht essbar. Denken Sie an Bienen und Skorpione.

Kann man gegen Insekten Allergien haben?
Da Insekten und Krustentiere zu miteinander verwandten Gruppen gehören, sollten Menschen, die eine Schalen- und Krustentierallergie haben, auf den Verzehr von Insekten verzichten.

Wie werden Insekten verarbeitet?
Grundsätzlich ist zu unterscheiden, ob die Insekten als Ganzes zubereitet oder zu Grundprodukten wie Mehl oder

Öl verarbeitet werden sollen. Bei der Verarbeitung als ganze Tiere sollten die Insekten möglichst frisch sein. Grundsätzlich kann man sie in einen Beutel tun, den man für etwa 30 Minuten in den Gefrierschrank legt. Das reduziert zunächst den Stoffwechsel und tötet die meisten Insekten sehr schonend.

Die beliebtesten Zubereitungsmethoden sind Rösten, Dünsten, Braten und Frittieren.

Gibt es religiöse Einschränkungen in Bezug auf den Verzehr von Insekten?
Die grundlegende Ablehnung von Insekten als Nahrungsmittel ist nicht religiös motiviert, sondern sozio kulturell. Im Alten Testament werden im 3. Buch Mose (auch «Leviticus» genannt) in Kapitel 11 in den Reinheitsgeboten Heuschrecken als koscher beschrieben. Aus diesen Texten wird auch hergeleitet, dass Heuschrecken halal sein können.

Können Vegetarier und Veganer Insekten essen?
Für Ovo- und Lacto-Vegetarier, also Vegetarier, die Eier und/oder Milch sowie Milchprodukte essen, könnten Insekten als Nahrungsmittel ethisch vertretbar sein, für Veganer sind sie es wohl eher nicht. Aber das ist sicherlich eine Frage der persönlichen Interpretation.

Wo kann ich Insekten zum Essen kaufen?
Am einfachsten kann man Insekten, vor allem Grillen und Mehlwürmer, im Tierfutterhandel erwerben, da beide Arten an Reptilien verfüttert werden. Sie können aber auch leicht zu Hause gezüchtet werden.

Auch im Internet gibt es zahlreiche Anbieter von lebenden Insekten, aber auch von Grundprodukten auf Insekten-basis wie Mehle, Pasten und Fette.

Für alle so erworbenen Tiere gilt: Verzehren Sie erst die nächste Generation oder füttern Sie die Insekten mit einem Futter, das sie kennen, bevor Sie die Insekten selber essen.

Kann ich auch die Insekten in meiner Umgebung sammeln?
Grundsätzlich ist dagegen nichts einzuwenden. Zwei Aspekte sind dabei jedoch zu berücksichtigen. Wird intensiv gesammelt, könnte dies einen Eingriff in das ökologische Gleichgewicht bedeuten. Ferner muss man sich darüber klar sein, dass in unserem Umfeld lebende Insekten höchstwahrscheinlich Insektizide oder Herbizide abbekommen, die sich in ihrem Körper anreichern. Wildfänge können daher auch ein Gesundheitsrisiko für den Menschen darstellen.

Literaturempfehlungen und interessante Internet-Links

Wer sich etwas genauer über Entomophagie im Allgemeinen informieren möchte, dem empfehle ich den Artikel «‹Entomophagy›: An evolving terminology in need of review» von Josh Evans et al. im *Journal of Insects as Food and Feed* 1(4), 2015, S. 293–305.

Wer sich gründlich in das Thema vertiefen möchte, dem sei der mehrmals erwähnte Bericht der FAO empfohlen: Paul Vantomme et al.: *Edible Insects: Future Prospects for Food and Feed Security*, FAO Forestry Paper 171, Rom 2013.

Yupa Hanboonsong et al. haben mit *Six-Legged Livestock: Edible Insect Farming, Collection and Marketing in Thailand* (= Rap Publication, Bangkok 2013) eine äußerst ausführliche und interessante Untersuchung über die Insektenzucht in Thailand vorgelegt.

Ein nicht nur informatives, sondern vor allem wunderschön gemachtes Buch, das zudem eine interessante Entstehungsgeschichte hat, ist *On Eating Insects: Essays, Stories and Recipes,* erschienen in London 2017, das Josh Evans in Zusammenarbeit mit dem Nordic Food Lab herausgebracht hat. Dieses Laboratorium wurde gegründet von René Redzepi, dem Küchenchef und Mitbesitzer des Restaurants Noma, das mehrmals von der Fachzeitschrift *Restaurant* als «bestes Restaurant der Welt» ausgezeichnet wurde, und dem Mitbegründer des Noma und Gastronomieunternehmer Claus Meyer. Das nichtkommerzielle Nordic Food Lab beschäftigt sich wissenschaftlich mit Essen und ist eine Art «Versuchslabor» für das Noma.

Aus dem Wunsch heraus, zu verstehen, wie Essen Kulturen und Gesellschaften beeinflusst, entstand schließlich das MAD-Symposium – «Mad» ist das dänische Wort für «Essen». Auf der alljährlichen Konferenz, die jedes Mal unter einem anderen Motto steht, treffen Avantgarde-Köche aus der ganzen Welt zusammen. Die Konferenz unter dem Motto «Gemüse» sollte noch durch etwas Ungewöhnliches aufgepeppt werden, und so kam man auf die Idee, Alex Atala vom Restaurant D.O.M. in São Paulo einzuladen, der schon damals eine Autorität auf dem Gebiet «Insekten im Essen» war. Der Spitzenkoch wurde seinem Ruf gerecht und sorgte mit seinem Saúva-Ameisen-Topping selbst unter den Profis für ein Geschmackserlebnis der besonderen Art. Und er katapultierte Insekten in den Fokus des Nordic Food Lab.

Insekten-Kochbücher gibt es mittlerweile auch in deutscher Sprache; hier eine kleine Auswahl:

Folke Dammann und Nadine Kuhlenkamp: *Das Insekten-Kochbuch*, Stuttgart, 2015.

Christian Bärtsch und Adrian Kessler: *Grillen, Heuschrecken & Co. Kochen mit Insekten – Grundlagen, Rezepte und Hintergrundinformationen*, Aarau 2016.

Shami Radia und Neil Whippey: *Exotische Köstlichkeiten. Das ultimative Insektenkochbuch*, Münster 2017.

Andreas Knecht und Edit Horvath: *Köstliche Insekten*, Lenzburg 2017.

Fiona Kahlstatter: *Gesunde Ernährung. Insekten essen*, Eigenverlag, 2018.

Ausführliche Informationen über den Mehlwurm liefert folgender Artikel: Oonincx, Dennis G. A. B., und Boer, Imke J. M. de: «Environmental Impact of the Production of Mealworms as a Protein Source for Humans – A Life Cycle Assessment», in: *PLoS ONE* 7(12): e51145.

Über Insekten als Helfer der Polizei findet sich viel Wissenswertes in dem Artikel «Forensische Insektenkunde. Ein aktueller Forschungszweig der Rechtsmedizin» von Jens Amendt et al. im *Deutschen Ärzteblatt*, Heft 51–52, 2003.

Man Eating Bugs	Informative Bilder	www.menzelphoto.com/books
David G. Gordon	Information Kochen	www.davidgeorgegordon.com
Food-Insects	Information	www.food-insects.com
Insects as Food	Information	https://www.wur.nl/en/article/Insects-as-human-food.htm
Small Stock Foods	Information	www.smallstockfoods.com
Girl Meets Bug	Information	www.girlmeetsbug.com
Food Insects Newsletter (bis 2009)	Information	www.hollowtop.com/finl_html/finl.html
ab 2010	Information	www.foodinsectsnewsletter.org
Food Factory Foundation	Information	www.foodfactoryfoundation.org
FAO Edible Insects	Information	www.fao.org/edible-insects/en/
Girl meets Bug	Information	www.girlmeetsbug.com
Entomo	Information	www.entomoproject.eu
Entosense	Information	www.entosense.com

Entomophagy	Information	www.entomophagy.com
Entomo Farms	Information & Produkte	www.entomofarms.com
All Things Bugs	Information & Produkte	www.allthingsbugs.com
Food Insects	Information	www.food-insects.com
Don Bugito	Insektensnacks (USA)	www.donbugito.com
Insectes Comestibles	Insektenprodukte (EU)	www.insectescomestibles.fr
Chapul	Insektenprodukte (USA)	www.chapul.com
Hotlix	Insektenprodukte	www.hotlix.com
Thailand Unique Edible Insects/Bugs	Insektenprodukte	www.thailandunique.com
Deli Bugs	Insektenprodukte (EU)	www.delibugs.nl
Bugs for Dinner	Insektenprodukte	www.bugsfordinner.com
Tenetrio	Insektenhundefutter	www.tenetrio.de
The Hive	Start-up-Zucht-anlage	www.livinfarms.com

Anmerkungen

1 https://www.weltagrarbericht.de/themen-des-weltagrarberichts/
fleisch-und-futtermittel.html

2 Okin G. S. (2017): Environmental impacts of food consumption by
dogs and cats. *PLoS ONE* 12(8); https://doi.org/10.1371/

3 https://www.umweltbundesamt.de/daten/land-forstwirtschaft/bei
trag-der-landwirtschaft-zu-den-treibhausgas#textpart-1; Stand 2016

4 https://de.statista.com/statistik/daten/studie/199548/umfrage/
anteil-von-aquakulturen-am-weltweiten-fischkonsum/

5 https://worldoceanreview.com/wor-2/aquakultur/umweltbewusste-
aquakultur/

6 https://www.bmu.de/publikation/vierter-bodenschutzbericht-der-
bundesregierung/

7 www.wur.nl/upload_mm/8/a/6/0fdfc700-3929-4a74-8b69-
f02fd35a1696_Worldwide%20list%20of%20edible%20insects%20
2017.pdf

8 Nyffeler M. et al. (2018): Insectivorous birds consume an estimated
400–500 million tons of prey annually. *The Science Nature* 105

9 https://ecdc.europa.eu/en/news-events/salmonella-cases-no-longer-
falling-eu

10 Berrnstorff C. v. (2018): Chancen insektenhaltiger Produkte auf dem
deutschen Markt – eine empirische Untersuchung anhand soziode-
mographischer Merkmale. Universität Göttingen

11 Norman P. (1969): Food resources: conventional and novel. Penguin
Verlag

12 Krawinkel M. B. et al. (2008): Welternährung im 21. Jahrhundert,
Teil 2: *Biologie unserer Zeit* 5: 382–389

13 Premalatha M. et al. (2011): Abbasi Energy-Efficient Food Production to Reduce Global Warming and Ecodegradation: The Use of
Edible Insects. *Renewable and Sustainable Energy Reviews* 15:
4357–4360

14 EFSA Scientific Committee (2015): Risk profile related to production and consumption of insects as food and feed. *EFSA Journal* 13:
4257

15 Rumpold B. A. & Schlüter O. (2013): Nutritional composition and
safety aspects of edible insects. *Mol. Nutr. Food Res.* 57: 802–823

16 Deutsche Gesellschaft für Ernährung (2018): DACH Referenzwerte
für die Nährstoffzufuhr. 2. Auflage, 4., aktualisierte Ausgabe

17 Finke, M. D. (2002): Complete nutrient composition of commercially raised invertebrates used as food for insectivores. *Zoo Biology* 21(3): 269–285

18 Oonincx, D. G. A. B., und Boer, I. J. M. (2012): Environmental impact of the production of mealworms as a protein source for humans – a life cycle assessment». *PLoS ONE* 7: e51145

19 Yen, A. L. (2008): Entomophagy and insect conservation: some thoughts for digestion. *Journal of Insect Conservation* 13: 667–670

20 Meticulous Research 2019: Edible insect market: global forecast to 2030

21 https://www.alltech.com/press-release/2019-alltech-global-feed-survey-estimates-world-feed-production-increased-3-percent

22 EFSA Scientific Committee (2015): Risk profile related to production and consumption of insects as food and feed. *EFS Journal* 13: 4247

23 Nishimune T. et al. (2000): Thiamin is decomposed due to anaphe spp. entomophagy in seasonal ataxia patients in Nigeria. *Journal of Nutrition* 139: 1625–1628

Bildnachweis

Abb. 1: nach Future Food Report; www.wrap.org.uk

Abb. 2: nach Fleischatlas 2018. Daten und Fakten über Tiere als Nahrungsmittel, hrsg. von der Heinrich-Böll-Stiftung

Abb. 3: Peter Palm, Berlin, nach Yde Jongema, Insects as foods – something for the future?, 2012; FAO 2013; Wageningen University 2015

Abb. 4: Johann Leonhard Frisch, Beschreibung von allerley Insecten in Teutsch-Land, 9. Theil, Berlin 1730, Seite 1

Abb. 5: nach The State of Food and Agriculture, hrsg. von der Food and Agriculture Organization of the United Nations, Rom 2012

Abb. 6: nach Arnold van Huis, Edible insects: future prospects for food and feed security, hrsg. von der Food and Agriculture Organization of the United Nations, 2013, pers. comm. 2014

Abb. 7: nach Dennis G. A. B. Oonincx/Imke J. M. Boer, Environmental impact of the production of mealworms as a protein source for humans – a life cycle assessment. PLoS ONE 7(2012): e51145

Abb. 8: Florian J. Schweigert

Abb. 9: nach Gebrauchsanweisung The Hive

Abb. 10: Florian J. Schweigert